患者さん対応のプロをめざす！

「選ばれる薬剤師」の接遇・マナー

医療接遇コミュニケーション
コンサルタント／
薬剤師

村尾 孝子

manner and
communication skill
for pharmacist

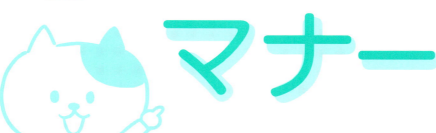

同文舘出版

はじめに

　近年、薬剤師を取り巻く環境は大きく変化しました。これまでは薬局の中で処方せんを待っているだけでよかったのが、いつしか薬局の外へ出て行くことになり、患者さんと向き合っていれば済んでいたのが、薬剤師ではない他職種の医療者との連携が必須となりました。
　このような状況の中、世間が日本人の「おもてなしの心」を見直すようになったのに少し遅れて、薬剤師も接遇やマナーの大切さに気づきはじめたように思います。

　とくに、2016年からスタートした「かかりつけ薬剤師制度」の導入により、「かかりつけ薬剤師」として選ばれるためにあらためて自らを振り返り、接遇マナーを見直すきっかけになったという方も多いようです。
　「かかりつけ薬剤師制度」とは、一定の条件を満たした薬剤師が患者さんの同意を得たうえで「かかりつけ薬剤師」になる制度です。
　「患者さんの同意を得てサインをもらう」というステップは、従来の薬剤師業務にはありませんでしたから、導入時はもちろん、今でも戸惑いや不安を感じる薬剤師は少なくないことでしょう。かかりつけ薬剤師になるためには何に気をつければいいのか、どうすれば選ばれる薬剤師になれるのか、といったことに意識が向くようになったのは自然の流れとも言えそうです。

　選ばれる薬剤師になるためには、日々新しくなる医療知識や技術、経験や実績に加えて、患者さんが信頼や安心を寄せたくなるような人としてのやさしさや思いやりが求められます。
　それは、その場限りのものではなく、日頃からの小さな行動の積み重ねによって、患者さんに伝わっていくものです。医療接遇マナーは、ホテルやレストランなどの一般的な接遇マナーより、よりいっそう細やかな配慮が必要だと私は考えています。薬剤師業務もサービス業のひとつではあり

ますが、患者さんの身体や命を預かる点で、他のサービス業とは責任の重さが大きく異なるためです。

　本書は、「マイナビ薬剤師」(https://pharma.mynavi.jp/) で連載中のコラム「薬剤師の接遇・マナー」をもとに、とくに若い薬剤師や経験が浅い薬剤師の皆さんに向けて書きました。
　よくある質問やWeb上でご好評いただいている質問をピックアップしましたので、皆さんが普段の業務の中で、「こんなときどうすればいいのかな？」と疑問を感じたときや、職場の同僚や上司に相談したいけど「こんなことも知らないの？」と言われそうでためらわれるとき、今さら聞きにくいけど自分では答えが見つからないときに、ページをめくっていただければ、きっと解決のきっかけがつかめるはずです。

　私自身、薬剤師として病院と調剤薬局に20年以上にわたって勤めましたが、今振り返っても思い出すのは、失敗や周囲に迷惑をかけてきたことばかりで、穴があったら入りたいほど恥ずかしい気持ちになります。
　接遇とは思いやりの気持ちを持って応対することと言えますが、コミュニケーションのひとつでもあります。私が接遇コミュニケーションについて皆さんにお伝えできるのは、患者さんや多職種の人たちと接してきた中でのうまくいった経験や失敗があってこそのことです。
　調剤薬局に勤めていた頃、ある患者さんが私には怒ったような表情で投げるように処方せんを出すのに、先輩にはにこやかに丁寧に手渡すことに気がつきました。どうして？　と先輩に尋ねると、「処方せんを受け取る前から、表情や態度に気持ちがあらわれているからじゃない？」と言われました。少しクセのある患者さんだったので、無意識のうちに「（投薬の順番が）当たらなければいいな」などという思いが外にあらわれていたのです。
　コミュニケーションに言葉以外の要素が深く関係していることを実感した出来事でした。

その後、講師業をはじめてから、心理学を学ぶ機会があったのですが、そこであらためて、相手が誰であっても思いやりの気持ちを持って接すること、コミュニケーションは接遇の気持ちがあってこそうまくいくのだということに気づきました。
　そのとき出会ったのが、「相手の反応が自分のコミュニケーションの成果である」という言葉です。今でも折につけ思い出しては反省したり、勇気をもらいますし、現在は研修講師として、参加者の皆さんにもお伝えしています。

　患者さんとそのご家族、協働する薬剤師や他の医療者など、薬剤師が仕事をしていくうえで出会う、すべての人々に対して思いやりの心を持って積極的にコミュニケーションをとることで、一人ひとりが持つ資質や能力を十二分に発揮して、患者さんの治療に役立つ仕事ができるようになります。
　若い薬剤師の皆さんが、ここにあるような接遇マナーの基本を身につけることで、堂々と自信を持って医療の現場で活躍してほしいと心から強く願っています。

　　　　　医療接遇コミュニケーションコンサルタント・薬剤師　村尾孝子

患者さん対応のプロをめざす！ 「選ばれる薬剤師」の接遇・マナー　目次

Contents

はじめに

1章　薬剤師に必要な接遇・マナーの基本

01 [挨拶と笑顔①]
薬局にふさわしい挨拶って？………12

02 [挨拶と笑顔②]
とっさに挨拶するのが苦手だったら？………14

03 [挨拶と笑顔③]
薬剤師がニコニコしているのはおかしい？………16

04 [身だしなみ①]
勤務中は白衣を着ているから、洋服は何を着てもいい？………18

05 [身だしなみ②]
アクセサリーやネイルはどこまで許される？………20

06 [身だしなみ③]
髪を染めるのはNG？………22

07 [身だしなみ④]
髪型の基準がわからないときは？………24

08 [身だしなみ⑤]
香りがきつい後輩に、どう注意すればいい？………26

09 [言葉づかい]
薬剤師が気をつけたい敬語の使い方とは？………28

10 [電話応対①]
電話に出ることが苦手だったら？………30

11 [電話応対②]
電話を受けたら、どんなときもメモを残すもの？………32

12 [電話応対③]
スタッフ全員が応対中に電話がかかってきたら？………34

13 [接遇・コミュニケーション1]
どうしたらコミュニケーション能力がつく？ ……… 36

14 [接遇・コミュニケーション2]
信頼される薬剤師とは？ ……… 38

Column 1 自然な笑顔をつくる「笑顔トレーニング」 ……… 40

2章 患者さんとの会話が弾む窓口応対

01 [患者さんとの会話1]
患者さんとの会話が続かなかったら？ ……… 42

02 [患者さんとの会話2]
上手なあいづちの打ち方とは？ ……… 44

03 [患者さんとの会話3]
前回の話を忘れて同じ質問をしてしまったら？ ……… 46

04 [患者さんとの会話4]
つなぎの会話が苦手だと思ったら？ ……… 48

05 [患者さんとの会話5]
話好きの患者さんにどう接したらいい？ ……… 50

06 [患者さんとの会話6]
会話を嫌がる患者さんとのコミュニケーションは？ ……… 52

07 [窓口応対の"困った"対策1]
代理の人が薬の受け取りに来たときは？ ……… 54

08 [窓口応対の"困った"対策2]
有効期限切れの処方せんを出されたときは？ ……… 56

09 [窓口応対の"困った"対策3]
薬局内ではしゃぐ子どもに、どう注意すればいい？ ……… 58

10 [窓口応対の"困った"対策4]
薬代をつけにする患者さんへの対応は？ ……… 60

11 [窓口応対の"困った"対策5]
患者さんからのいただきもの、断ったほうがいい？ ……… 62

12 [窓口応対の"困った"対策6]
酔っている患者さんが来たら？ ……… 64

Column 2 沈黙するのもコミュニケーション………66

3章 患者さんが安心・納得する服薬指導

01 [服薬指導時の説明1]
患者さんを怒らせてしまうのは、なぜ？………68

02 [服薬指導時の説明2]
「薬の説明はいらない」と言われたら？………70

03 [服薬指導時の説明3]
わからない薬について説明を求められたら？………72

04 [服薬指導時の説明4]
後発医薬品（ジェネリック医薬品）の上手な説明は？………74

05 [服薬指導時の説明5]
うつ病の患者さんへの声かけで困ったら？………76

06 [かかりつけ薬剤師制度]
かかりつけ薬剤師の同意書をもらうには？………78

07 [患者さんからの質問・相談1]
患者さんの質問の意図がわからないときは？………80

08 [患者さんからの質問・相談2]
患者さんから質問攻めにされたら？………82

09 [患者さんからの質問・相談3]
服用時間の変更を希望する患者さんには？………84

10 [患者さんからの質問・相談4]
処方薬で副作用が出たと言われたら？………86

11 [患者さんからの質問・相談5]
サプリメントの飲み合わせを聞かれたら？………88

Column 3 「お大事にどうぞ」は間違い？………90

4章 患者さん別・服薬指導で困ったときの対処法

01 [服薬指導の困った場面1]
「病気のことは医師に話した」と言う患者さんには？………92

02 [服薬指導の困った場面2]
「この薬は効かない」と言う患者さんには？………94

03 [服薬指導の困った場面3]
間違った情報を信じている患者さんには？………96

04 [服薬指導の困った場面4]
副作用を恐れて薬を飲みたがらない患者さんには？………98

05 [服薬指導の困った場面5]
疑義照会を嫌がる患者さんには？………100

06 [服薬指導の困った場面6]
何度も聞き返してくる高齢の患者さんには？………102

07 [服薬指導の困った場面7]
薬の使い方を間違ってしまう患者さんには？………104

08 [服薬指導の困った場面8]
いつも不満ばかり言うお客さんには？………106

09 [服薬指導の困った場面9]
薬の銘柄変更が納得できない患者さんには？………108

10 [服薬指導の困った場面10]
後発医薬品を嫌がる患者さんには？………110

11 [服薬指導の困った場面11]
変更不可の処方せんで後発医薬品を希望されたら？………112

Column 4 薬剤師のイメージ………114

5章 とっさのときでもあわてない クレーム応対

01 [待ち時間のクレーム1]
待ち時間が長引いてしまったら？………116

02 [待ち時間のクレーム2]
薬をお渡しする順番を説明するときは？………118

03 [薬のお渡し時のクレーム1]
薬の在庫がないと怒り出す患者さんへの謝り方は？………120

04 [薬のお渡し時のクレーム2]
「薬の数が足りない」と言われたら？………122

05 [薬のお渡し時のクレーム3]
調剤過誤が起きた場合の謝り方は？………124

06 [接客に対するクレーム]
同僚の薬剤師への苦情を受けたら？………126

07 [請求時のクレーム1]
窓口で請求した薬代が間違っていたら？………128

08 [請求時のクレーム2]
「おつりが足りない」と苦情を受けたら？………130

09 [ふるまいに対するクレーム]
勤務時間外の過ごし方でクレームを受けたら？………132

Column 5 もうこわくない！ クレーム応対のポイント………134

6章 みんなが働きやすい環境をつくる 職場コミュニケーション

01 [薬剤師の仕事術1]
薬歴を書く時間がとれなかったら？………136

02 [薬剤師の仕事術2]
帰宅するタイミングをつかめないときは？………138

03 [薬剤師の仕事術 3]
職場の雑談が長い場合の上手な切り上げ方は？………140

04 [薬剤師の仕事術 4]
上司からの注意で萎縮してしまう人は？………142

05 [薬剤師の仕事術 5]
仕事の報告をしない後輩にどう指導したらいい？………144

06 [職場の人間関係 1]
感情的な上司とのコミュニケーションは？………146

07 [職場の人間関係 2]
年上の部下とのコミュニケーションは？………148

08 [職場の人間関係 3]
育休から復職したときのコミュニケーションは？………150

09 [職場の人間関係 4]
ドラッグストア併設店でのコミュニケーションは？………152

10 [職場の人間関係 5]
薬局オーナーとのコミュニケーションは？………154

11 [職場環境の改善 1]
調剤ミスを気にしない雰囲気だったら？………156

12 [職場環境の改善 2]
職場のうわさ話や悪口にどう対応したらいい？………158

13 [職場環境の改善 3]
一人薬剤師で監査するときは？………160

Column 6 トラブルも多い薬局の仕事………162

7章 チーム医療を円滑にする他職種とのコミュニケーション

01 [医師とのコミュニケーション 1]
疑義照会したとき、医師から怒られたら？………164

02 [医師とのコミュニケーション 2]
医師と上手にコミュニケーションをとるためには？………166

03 [医師とのコミュニケーション 3]
医師が疑義照会に応じてくれないときは？………168

04 [医師とのコミュニケーション4]
電話で面識のない医師へ問い合わせるときは？………170

05 [医師とのコミュニケーション5]
医師へ上手に処方提案をする方法は？………172

06 [病棟でのコミュニケーション1]
薬剤師にばかり要望を訴える患者さんには？………174

07 [病棟でのコミュニケーション2]
不機嫌そうな患者さんへのアプローチ方法は？………176

08 [病棟でのコミュニケーション3]
看護師とコミュニケーションをとるコツは？………178

09 [病棟でのコミュニケーション4]
患者さんから看護師を代えてほしいと言われたら？………180

10 [在宅訪問のコミュニケーション]
在宅訪問を行なう場合の注意点は？………182

Column 7 疑義照会ねばり勝ち？………184

おわりに

イラスト　成瀬 瞳
装幀・本文DTP　春日井恵実

1章

薬剤師に必要な接遇・マナーの基本

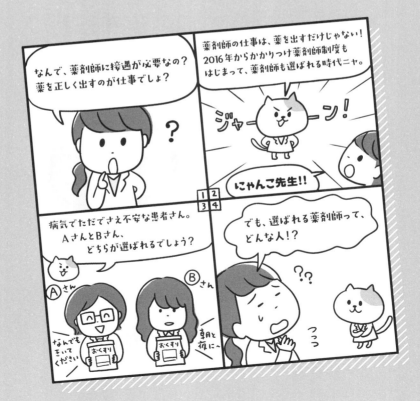

01 挨拶と笑顔①
薬局にふさわしい挨拶って？

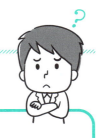

Question.

患者さんに「いつもお世話になっております。ありがとうございます」と挨拶する、先輩の言葉づかいに違和感を抱いています。薬局にふさわしい挨拶を教えてください。

患者さんにとって薬局はどんなところか考える

"接客"のための言葉づかいという意味では、「いつもお世話になっております。ありがとうございます」は、決して間違いではありません。しかし、薬局には薬局にふさわしい言葉があります。

「数多い薬局の中から、選んでもらってありがとうございます」という感謝の気持ちを持つことは大切ですが、**多くの患者さんにとって、薬局は好んで出かけたい場所ではないはずです**。できれば、薬局の世話にならず、薬を飲まずに健康でいたいというのが一般的な考え方ではないでしょうか。

そのため、「ありがとうございます」という気持ちを言葉にして前面に出しすぎると、不快に感じる患者さんもいるかもしれません。

「いつもお世話になっております」という言葉も同様です。患者さんは治療のため、いわば「やむをえず」薬を飲んでいる方がほとんどのはず。患者さんの立場に立って、どんな気持ちで治療をしているかを察して言葉を選ぶ姿勢が求められるでしょう。

🔖 挨拶が安心・信頼のきっかけになる

　実際に、薬局にはどのような挨拶がふさわしいのでしょうか。「おはようございます」「こんにちは」「こんばんは」を基本にして、**患者さんの様子や状況にあわせてプラスアルファの言葉を加える**と、自然で思いやりが伝わる挨拶になります。

　薬局を訪れる患者さんには具合が悪い人もいますから、相手を気づかって丁寧な言葉をつかうのはもちろん、声の大きさやトーンにも配慮が欠かせません。**「おはようございます。処方せんをお預かりします」「こんにちは（こんばんは）。今日はいかがなさいましたか」**といった言葉に、やさしいほほえみや笑顔を添えましょう。

　そもそも、なぜ挨拶が必要なのか、考えたことがありますか？　薬局を訪れる患者さんは、薬をもらうだけでなく、薬や病気の情報がほしい、相談したいと思っているかもしれません。一方の薬剤師は、処方せんに基づいて調剤し、薬の情報を提供しますが、個々の患者さんの状態や希望をヒアリングすることで、最適なアドバイスが可能になります。テレビや雑誌で得られる情報は万人向けですが、薬局では一人ずつの患者さんに向けた個別の情報を提供でき、これが薬剤師の役割とも言えます。

　患者さんは薬剤師への安心感や信頼があって初めて、本音で悩みごとを相談したいと思うものです。医療や薬に関する知識がどれほど豊富でも、事務的な話し方でニコリともしない薬剤師に、好んで質問や相談をしたいと思う患者さんはいないはず。**薬局でかわす挨拶は、患者さんが「この人なら信頼できそうだ」と思う最初のきっかけ**になります。挨拶は、選ばれる薬剤師に欠かせないコミュニケーションスキルとも言えるのです。

　あなたの薬局を訪れてくれた患者さんに、感謝やいたわりの心を込めて、いつでも明るく元気に挨拶できるようになりたいですね。

患者さんの気持ちを察して、
不安や不快にさせない言葉を選ぶことが大切！

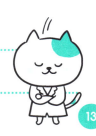

02 挨拶と笑顔② とっさに挨拶するのが苦手だったら？

Question.
カウンターでの作業中、患者さんがいらしても、とっさに挨拶することができません。以前は思わず「いらっしゃいませ」と言ってしまい、先輩に笑われてしまいました。どうしたら、落ち着いて挨拶ができますか？

大切なのは「声を出すこと」

「いらっしゃいませ」は、たしかに薬局での挨拶としてはふさわしくありませんが、まずは声を出して挨拶をすることが大切なので、その心がけはとても素晴らしいと思います。

言葉の中身はさておき、**声かけは「あなたの存在に気づいていますよ」と伝えることが一番の目的**です。調剤やカウンターでの作業に集中しながら声が出せただけでも、まずは合格点だと思います。

声かけの対策としては"慣れ"しかありません。慣れるためには、とにかく実際に声を出すことです。先輩に笑われて落ち込んだり、「間違ったことを言って失敗してしまった」などと考えすぎないようにして、これからもどんどん声を出していきましょう。

たとえ手が離せない状況であろうと、患者さんと目を合わせたりできない状況であろうと、とにかく声を出すと決めて実践します。

たとえば、慣れるまでは**ドアの開閉の音に敏感になりましょう**。ドアが開く音がしたら、患者さんの顔が見える前に挨拶の声かけをします。それ

を徹底すれば、反射的に声が出るようになる頃には落ち着いた挨拶がしっかり身についているはずです。

　身がまえたり緊張したり、あるいは恥ずかしがらずに声が出せるようになったら、声かけの内容をレベルアップしていきましょう。

　「おはようございます」「こんにちは」といった声かけを実施している薬局は多いと思いますが、どのタイミングで言葉を変えるのか、挨拶が苦手な人ほど、どちらか迷ってしまうようです。状況しだいで柔軟に対応すればいいのですが、どうしても迷ってしまう場合は、「11時からは『こんにちは』と挨拶をする」など、薬局内であらかじめルールを決めておくと、スムーズに声が出せるでしょう。

言葉の内容以上に声のトーンと表情が重要

　「何を言うか」以上に大切なのが**声のトーンと表情**です。いくら「こんにちは」と正しく言えても、暗い表情と聞き取りにくい口調で言われては、かえって印象が悪くなってしまいます。

　接遇の基本である笑顔はもちろんですが、相手の目を見たり、患者さんがホッとできるような表情や、丁寧でやさしい口調であれば、患者さんも安心します。もちろん、清潔な身だしなみといった要素も「薬剤師らしい挨拶」には欠かせない要素になってくるでしょう。

　いい印象の挨拶を身につけるには、**普段からどんな薬剤師になりたいかということを考えておく必要があります**。たとえば、困ったことがあれば、すぐに顔を思い出してもらえる薬剤師。あの人に聞こう、と思ってもらえる薬剤師。顔を見たくて、買い物のついでに立ち寄ってもらえる薬剤師、等々……。イメージをふくらませて、日頃の挨拶で印象づけることができれば、業務にもよい影響があらわれます。ぜひ、意識してみてください。

 挨拶は、まずは"慣れ"から。反射的に声が出るようになるまで、くり返し練習しよう！

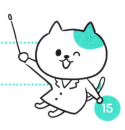

03 挨拶と笑顔③
薬剤師がニコニコしているのはおかしい？

Question.

体調を悪くして病院に来ている患者さんに対して、薬剤師がニコニコしているのはおかしいと思ってしまいます。上司からは「もっとにこやかに」と指摘されるのですが、やはり笑顔にならなければいけないのでしょうか？

笑顔は強力な癒しのチカラを持っている

　薬のチカラで患者さんを支える。それが薬剤師の使命のひとつです。そして、病気とたたかい、痛みや悩みを抱えて過ごす患者さんたちに寄り添い、少しでもつらい気持ちをやわらげるために必要不可欠なのは薬剤師の笑顔です。

　笑顔というのは実に強いチカラを秘めていて、どんな言葉よりも多くの安心感や信頼感を伝えられるもの。私自身、薬剤師として長らく薬局勤務をしてきましたが、「あの薬剤師さんが言うから、苦い薬もがんばって飲み続けている」「通院は大変だけど、薬剤師さんの笑顔に会えると思うと苦労も半減する」といった意見をしばしば聞きました。

　笑顔には、安心、信頼、リラックス、好意を伝える効果があり、医療の現場では、緊張をほぐしたり警戒心を解いたり、モチベーションを高めたり励ましたりする働きも期待できます。私は、笑顔は治療に欠かせない最強の医療スキルであるとさえ思っています。

　体調がすぐれないときこそ、やさしい笑顔で迎えられたら、それだけでホッとしませんか？　心からあふれる笑顔は、患者さんのつらい気持ちを

受けとめ、寄り添う大きなチカラになります。ニヤニヤ笑いやゲラゲラ大声で笑うのとは違うのです。

自然な笑顔が出せるように、日頃からトレーニングする

　自然な笑顔を意識してつくるのは、実は意外に難しいものです。そのため、ホテルや飲食店などは、**笑顔のトレーニング**をしっかり行なっています。接客業という意味では、薬剤師にも必要な習慣でしょう。

　私も、講演などで人前に立つことが多いので、笑顔のトレーニングを怠りません。朝、顔を洗うときや日中、手洗いに立ったときなど、鏡があれば笑顔をチェック。さらに、朝の歯磨き時と入浴タイムの表情筋を鍛えるトレーニングは日課になっています。

　ときどき、「がんばってもどうしても笑顔がつくれない」という相談を受けることがありますが、その場合はやさしい表情を意識してください。一目でつくり笑いとわかるような笑顔で応対するくらいなら、本心からのやさしさがにじみ出る表情のほうが、ずっと好印象だからです。

　とくに気をつけたいのは、目。**目はその人の心をありのままにあらわします**。最近は感染予防などの観点からマスクを着用する場面も多く見かけますが、口元が隠れているため、余計に目の表情に注意が向きます。

　心がまったく伴っていないのに表面上だけのつくり笑いを続けていると、「あの患者さんとは話がかみ合わないな」と感じることが増えてくるはずです。これは、心の中を患者さんに見透かされている証拠。とくに、「他の薬剤師に対する態度と、私に対する態度が違う」という患者さんがいる場合は、早急に態度をあらためる必要があります。

　患者さんの態度は、自らの接遇態度を採点する鏡です。薬剤師としての能力や資質を発揮するために、笑顔での対応を心がけ、患者さんが相談しやすい環境を整えることも大切です。

笑顔は患者さんへの最高のおもてなし。
日頃から自然な笑顔を意識しよう！

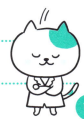

04 身だしなみ①
勤務中は白衣を着ているから、洋服は何を着てもいい？

Question.

Tシャツにショートパンツで出勤したところ、服装について薬局長から注意を受けました。勤務中は白衣を着ているし、通勤時の服装は何でもいいと思うのですが……。

身だしなみとおしゃれの違い

　勤務中は白衣をはおり、足元はカウンターの中なので見えないはず、と思っている方は、まずは「おしゃれ」と「身だしなみ」の違いについて考えてみてください。

　「おしゃれ」の主役は自分です。好きなブランドの服を着たり、髪形をアレンジしたりして、自分自身が楽しむのがおしゃれです。

　一方で、「身だしなみ」の主役は相手や周囲にいる人です。相手の気持ちを第一に考えて、快適に過ごせるように気を配り、さらには相手に好感や信頼といった、いい印象を持ってもらうためのものです。

　この２つのうち、仕事場の服装として求められるのは、もちろん「身だしなみ」です。薬局を訪れた患者さんが「この薬剤師さんは信頼できる」「自分の薬が清潔な環境でつくられている」と安心できることが大切です。そして、**患者さんの命や身体をお預かりする立場の薬剤師に求められる身だしなみのポイントは、「清潔第一」**です。

　具体的に、白衣で隠れるので何を着てもいいと思っている方もいるよう

ですが、白衣の下の服装は案外透けて見えるものです。派手な色や柄もののシャツなどは控えましょう。

また、室内履きの汚れや靴のかかとをつぶして履いている様子は、待合室に座っている患者さんの目にとまりやすいもの。頭の先から爪先まで、清潔感を意識して身だしなみを整えましょう。ときには、同僚や上司にチェックしてもらうと、患者さん目線を意識することができます。

業務時間外の服装にも「薬剤師らしさ」を

服装については、仕事中だけでなく休憩時間やプライベートについても意識を払いたいところです。薬局は地域に根づいた存在であり、近隣の住民の方々にとって身近な存在であることが大切です。休憩時間や通勤中の服装についても、ある程度の節度が必要になります。

銀行員や学校の先生など、それぞれの職業にふさわしい雰囲気というものがあります。これは薬剤師も同じこと。**患者さんや地域の方々が「薬剤師らしい」と認める服装をすることが、信頼につながります。**いつ、誰に見られても、きちんと「薬剤師らしい」清潔感や信頼感がある服装を心がけてください。

実際に、どこまでが許されてどこからがNGなのかについては迷うところだと思いますが、私の研修では、100人の患者さんがいたら100人すべてが「清潔」「安心感がある」「信頼できる」と感じる身だしなみを、と伝えています。**たとえ1人でも「薬剤師らしくない」と感じるようでは、薬剤師の身だしなみとしてふさわしくない**、ということです。

わずか1人でも、患者さんに「この薬剤師さんに私の薬を任せて大丈夫かしら？」と不安な思いをさせてしまうことになるとしたら、薬剤師として失格です。薬剤師は何よりも信頼が大切ということを考え、患者さんのために「おしゃれ」よりも「身だしなみ」を優先するプロフェッショナルの薬剤師になってください！

> **Hint** 患者さんが安心する身だしなみが、信頼される薬剤師の基本！

05 身だしなみ②
アクセサリーやネイルはどこまで許される？

Question.

白衣を着ていると私らしさに欠けるので、アクセサリーやネイルで個性を出したいのですが、どの程度なら薬剤師として許されますか？

個性は内面から出る素晴らしさで表現を

　私も20代の頃は、アクセサリーをたくさんつけて、上司に注意されたり、患者さんに指摘されてしまった経験があります。今は冷静に判断できますが、当時は自分がやりたいようにするばかりで、周囲を困らせていることに気づいていなかったのです。

　当時の私と同じように、みんなが着ている白衣では個性が出せないと感じている人は、少なくないようです。でも、ここで考えたいのは、**患者さんは薬剤師に何を求めているか**、ということ。

　患者さんは、医療や薬に関する知識や相談しやすい雰囲気、また、信頼できる安心感や清潔感を薬剤師に求めています。決して、見た目の美しさや個性を求めているのではないはずです。

　もし、個性を発揮して「私らしさ」を出したいのなら、外観で他者との違いを出すのではなく、医療や薬に関する豊富な知識や、何でも気軽に相談できるような雰囲気といった「内面」で表現してほしいと思います。

　アクセサリーについては、まずは薬局の規定を確認してください。社内

規定でリングは結婚指輪1つまで、あるいはイヤリングやピアスの大きさなどが決まっている場合もあるでしょう。規定がない場合も、イヤリングなど小ぶりなもの1つまでを目安にするといいと思います。迷ったときは、先輩の姿を参考にしてみてください。

私の失敗談ですが、スイングするイヤリングが好きでよく身につけていました。揺れるイヤリングはビジネスシーンではNGと知ったのは、だいぶ後のこと。

業種や業界によってビジネスマナーも変わってきますが、薬剤師にとっては、**患者さん目線が第一です**。誰が見ても清潔感があり、気軽に話しかけやすい笑顔があれば、美しいアクセサリーを身につけるより、選ばれる薬剤師になれると思います。

ジェルネイルもマニキュアと同様の扱いで

マニキュアは、薬剤師会の接遇マニュアルで「つけない」こととなっています。薬剤師の場合、見た目以上に人の口に入るものを扱っているという自覚が必要で、マニキュアは万一はがれて散剤等に混入しないとも限りません。しかし、ジェルネイルについては明記されていません。まずは勤務先の規定を確認しましょう。規定がない場合、その判断は難しいところですが、やはり患者さんが見たときにどのように感じるか、患者さん目線を意識してほしいところです。

爪がすぐに割れるという理由で、「クリアなジェルネイルなら大丈夫ですか？」という質問もよく受けますが、患者さんから見たとき、ジェルネイルとマニキュアの違いがわかる方はどれくらいいるでしょうか。患者さんから見て違いがわからなければ、マニキュアをつけていると思われても仕方ありません。短く切られた自爪と比べて、どちらが薬を扱うプロとしてふさわしいか、考えてみましょう。おのずと答えは出てくるはずです。

 自分らしさは、見た目ではなく、薬剤師としての知識や話しやすい雰囲気などであらわそう！

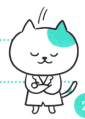

06 髪を染めるのはNG？

身だしなみ③

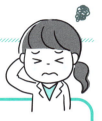

Question.

私の髪は黒くて重く見えるため、髪を染めています。それほど明るい色ではないのですが、先日、上司から髪の色を注意されてしまいました。やはり、髪を染めていることはよくないのでしょうか？

「薬剤師らしさ」を最優先で考える

　髪の色について、病院や会社によってはカラーチャートの番号で何番まで、というように決めている場合もあるようです。しかし、薬局でそこまで厳しい規定があるところは少ないと思います。

　上司から注意されたということですが、質問者さんが感じているより明るい色だと感じたのでしょうね。髪の色に限らないのですが、色は感じ方が人それぞれ。一概に「これはOK」と言えない難しさがあります。

　しかし、ここで考えたいのは「薬剤師らしさ」です。薬剤師として髪の色が明るすぎたり髪型が派手すぎたりすると、一般の人の「薬剤師らしい」イメージから外れてしまうため、上司の方も注意したのでしょう。

　薬局には年齢も性別も職業も違うさまざまな方がいらっしゃいます。前述したように、身だしなみの主役はあなたを見る相手、つまり患者さんです。**自分は「それほど明るくない」と感じても、相手が「ちょっと明るくて派手に見える」と感じるようではダメなのです。**

　価値観は人それぞれですから、実際には100人中全員がOKと感じる身

だしなみの基準を決めるのは難しいことですが、ＮＧと感じる人がいない、すなわち、薬局を訪れる誰もが「感じがいい」と思う髪の色や髪型をめざして、常に意識し続けることが大切です。

見た目やおしゃれを気にするより、**頼りになる薬剤師として患者さんから認めてもらうことのほうが最優先事項**です。プロの薬剤師として、薬剤師らしく見られる髪の色について考えてほしいと思います。

🌀 世間の「薬剤師のイメージ」を考える

では、「薬剤師らしさ」は、なぜ大切なのでしょうか？　たとえば、患者さんが薬の相談に初めて来たとします。黒髪の薬剤師と明るい茶髪の薬剤師のどちらが誠実に対応してくれそうかといえば、黒髪の薬剤師を選ぶ患者さんが多いのではないでしょうか。

見た目の印象だけで判断しているので、実際には知識も対応も茶髪の薬剤師のほうがまさっているかもしれません。しかし、パッと見た瞬間のイメージで「誠実そう」「頼りになりそう」と思ってもらえるとしたら、とてもメリットが大きいように思います。

わかりやすい例として、学校の先生や銀行員があげられます。学校の先生や銀行員が明るい茶髪だったら、生徒も保護者も利用者も「あれ？」と意外に思うのではないでしょうか。見た目が一般的な先生や銀行員のイメージから外れているだけで、**仕事の中身まで不安に感じたり、信用が置けないような気になってしまう**のです。

茶髪だからという理由でヒアリングがうまくいかなくなる可能性を思えば、せっかく豊富な知識や実力があっても、これではもったいないと思いませんか？　質問者の方は、自分の髪が黒くて重いと感じているようですが、患者さんから見れば、それが信用や安心感につながっているかもしれません。まず大切なのは、信頼できる薬剤師に見えることです。

> **Hint**
> 優先すべきは「薬剤師らしさ」！
> 明るすぎる髪色は、マイナスの印象になることも。

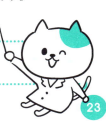

1章　薬剤師に必要な接遇・マナーの基本

07 髪型の基準がわからないときは？

身だしなみ④

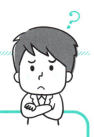

Question.

小さな薬局なので身だしなみに関する規定などはなく、髪の長さやつけるべき整髪料などの基準がわかりません。薬剤師として最低限気をつけるべき、髪型のマナーを教えてください。

髪型のポイントは「清潔感」

　前項で、「薬剤師らしい髪の色」について書きました。今回は髪型についての相談です。髪の色と同じように、薬剤師らしい髪型を「これ」と決めるのはとても難しいことです。

　しかし、ひとつだけはっきりしている基準があります。それは「清潔感」。清潔感がある髪型かどうか、それも、自分で清潔だと思う髪型ではなく、他人、とくに患者さんから見たときに清潔だと感じるかどうかがポイントです。

　では、どんな髪型が清潔感があると言えるのかというと、これも基準が難しいですよね。自分で考えてわからなければ、まわりの人に聞いてみましょう。両親や家族に聞くのもひとつの手ですが、祖父母や近所のお年寄りなど、高齢の方の意見を聞くことができれば、なおよいでしょう。

　同年代の友人や同僚では、判断の基準がおしゃれ重視になってしまいがちです。薬局には高齢の患者さんが多くいらっしゃるので、**お年寄りの目から見て、どのように映るか**をひとつの基準としましょう。

🔖「髪に触るのは不潔」という認識を持つ

　清潔感の他にもうひとつ基準になるのが、**業務中に髪を触らなくてもいい髪型**かどうかです。調剤や監査をするとき、薬歴を書くとき、レジを打つときなど、下を向いたりうつむいたりするたびに、髪をかき上げたり耳にかけたりといった動作をしていませんか？　ご存じの通り、人間の顔や髪の毛はさまざまな汚れや菌が存在する「不潔領域」です。とくに髪の毛については、一般の人でも髪を触ると不潔と感じる人が多く、目にかかった長い前髪をかき上げるという動作は気になるものです。

　また、患者さんに薬を手渡すカウンターでの様子はもちろんですが、調剤室での様子も常に患者さんに見られているという意識を持ちましょう。薬剤師は、人の口に入る薬を扱うのが仕事。多くの患者さんに気持ちよく薬を受け取ってもらうために、基準は厳しめに設定するのが望ましいと思います。

　整髪料については、大前提として無香料のものを選びましょう。たとえば、狭い調剤室では微香性であったとしても香りがこもってしまい、業務に支障が出る可能性もあります。自分の好みの香りを他の人もいいと感じるとは限らないので、香りは極力控えましょう（次項参照）。

　最近では整髪料の種類もたくさんあり、濡れたような質感やツヤを出すジェルや、無造作風の雰囲気を出すワックスなどもあります。おしゃれを重視したそれらの整髪料のことを知らない人から見ると「髪が濡れたままで出勤している」「寝癖を直していない」「だらしがない」などと思われてしまうかもしれません。くり返しますが、身だしなみのポイントは、誰が見ても清潔感があるということです。

基準がわからないときは、身近な高齢の方の意見を参考に！

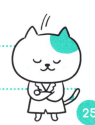

08 身だしなみ⑤
香りがきつい後輩に、どう注意すればいい？

> **Question.**
> 後輩薬剤師の一人が、強い香りの香水をつけています。ドラッグ部門での接客業務ならばまだしも、調剤室に入る日もまったく変わらないので注意したいのですが、どのように声をかけたらよいでしょうか。

嗅覚も活用する薬剤師

周囲の人がわかるほど強い香水をつけるのは、薬局に限らず一般のビジネスマナーでも望ましくありません。とくに薬局では、具合が悪い患者さんもいらっしゃいます。香水の強い匂いでさらに体調が悪くなってしまう可能性もあるため、基本的には避けたいところです。

さらに薬局では、マナーとしての問題以外にも、香水などの匂いには注意が必要です。患者さん情報を得る際、薬剤師は嗅覚も使うためです。たとえば、汗の臭いが強く感じられる場合には、入浴していない可能性や、汗を大量にかく仕事に就いていることが予想できます。糖尿病の患者さんは、甘酸っぱい体臭があらわれることもあります。薬歴に既往症や併用薬の記録がなくても、体臭からそれらの可能性を推察できるのです。

五感を含めてあらゆる感覚をフル活用して薬剤師の職能を発揮するためにも、嗅覚をふさいでしまう可能性のある香水などの香りは控えるのが望ましいと思います。

🔍 香水をつける理由を探ってみる

　後輩への注意では、相手への思いやりを忘れずに声をかけましょう。マナーや理屈がわかっていなければ、説明する必要もありますが、もしかしたら、わかっていながら香水をつけている可能性もあります。いきなり「香水は禁止」と伝えるのではなく、香水をつける理由を探ってみましょう。

　この問題は実はとてもデリケートな扱いが求められます。単におしゃれで香水をつけている場合はともかく、体臭がきついことを気にしてつけている場合もあるからです。後者であれば、身体的な悩みにふれることになるため、言い方によっては相手を傷つけてしまう可能性もあります。そこで、**「なぜ、香水をつけているのか」**の理由を探るところからはじめましょう。

　具体的には、たとえば香水の種類を尋ねるなど、さりげなく香りについての話題を切り出してみましょう。相手の返答によりますが、「○○のブランドの香水で、誕生日にプレゼントされて気に入っている」など、あくまでもおしゃれの一環としてつけている様子がうかがえるようなら、「気になる人もいるかもしれないから、もう少し軽い香りがいいかも」などと言葉を添えるといいかもしれません。

　香水の他、シャンプーや柔軟剤に含まれる香料も、香水と同じくらい強いことがあります。とくに柔軟剤は下着やシャツ、スカートなど身につけるものすべてに使われることが多いので、香りが強く出てしまうようです。**本人はその香りに慣れてしまって気づかなくなっているかもしれません**ので、周囲が気づいたときにさりげなく注意しましょう。

 香りをまとう事情は人それぞれ。
まずは香水を使う理由から尋ねよう！

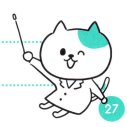

09 言葉づかい
薬剤師が気をつけたい敬語の使い方とは？

Question.

先日異動があり、社内の教育係として後輩の指導をする立場になりました。最も基本的な敬語の使い方を自分自身もきちんと把握していないな、と感じています。薬剤師として、使い方に気をつけたほうがよい敬語などがあれば教えてください。

🍀 一般的なビジネスマナーの見直しから

　まずおすすめしたいのは、一般的なビジネスマナーの本などで言葉づかいについて書かれているものを読んで、目上の方やお客さんに対する具体的なポイントを確認することです。

　薬局は一般の接客とは違うから役に立たないと思うかもしれませんが、私はその反対だと思っています。薬局は患者さんの身体や命を預かるという点で、一般の企業や接客業以上に言葉づかいには気を配る必要があると考えています。**言葉の解釈の違いなど小さな行き違いが、クレームや医療事故につながる**可能性を否定できないからです。まずは一般的な敬語のマナーを見直したうえで、薬局で役立つ部分を取り入れていきましょう。

- 「お預かりさせていただきます」「あちらのお席におかけになられてください」などの二重敬語を使わない
- クレーム応対では「すみません」ではなく「申し訳ございません」を使う
- 何かを頼むときは、「〜してください」と命令形ではなく、「〜していただけますか」「〜をお願いします」と依頼の言葉に言い換える

などは、患者さん応対でも使う場面がすぐに思い浮かぶのではないでしょうか。

敬語をいざ使おうと思っても、普段使わない言葉はなかなか出てきません。ましてや敬語については、使い慣れないと緊張して表情までかたくなり、かえっておかしな言い回しになってしまうことも。患者さんに聞かれても恥ずかしくないように、スタッフ間でも意識して丁寧な言葉をつかい、自然に使いこなせるように練習してしっかり身につけましょう。

大切なのは「相手を思いやること」

薬局では、敬語を使いさえすればいい、ということにならないように気をつけてほしいと思います。接遇マナーでは、相手に対する思いやりを行動にして伝えます。敬語や丁寧な言葉づかいは、相手が心地よい、安心感があると思うものでなければ、薬局にふさわしくありません。薬局ごとの雰囲気や個性にもよりますが、地域に根ざしたアットホームさや親しみやすさをアピールしているのであれば、丁寧すぎる言葉づかいはかえって患者さんを遠ざけてしまうかもしれません。

たとえば、長く通って顔馴染みの患者さんに親しげな口調で話しかけられたとします。患者さんがリラックスして話しているのに、「さようでございますか」と接客用語で返事をしたら、患者さんはどんな気持ちになるでしょう。よそよそしさや打ち解けてもらえないさびしさを感じるかもしれません。

私が接遇研修でお伝えしているポイントは、患者さんの話をよく聞いて、**患者さんが使う言葉を少し丁寧にした言葉で話す**こと。患者さんと同じようにくだけすぎる言葉で返しては失礼になるかもしれませんが、少し丁寧な言葉を選んで返すことで、親近感や安心感が出てきます。患者さんに合わせて、臨機応変に敬語を使いこなせるといいですね。

患者さんに合わせて臨機応変に
言葉づかいを変えると、安心感がアップ！

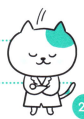

10 電話応対① 電話に出ることが苦手だったら？

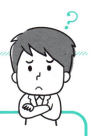

Question.

就職してから電話応対の正式な作法を教わる機会がなく、いまだに電話応対が苦手です。
電話応対のマナーを教えてください。

💬 積極的に電話をとって「慣れる」

　電話応対が苦手という薬剤師は、苦手意識を口に出さない人も含めれば相当数いると思います。とはいえ、薬局では電話応対も重要な業務です。早く身につけて苦手意識を払拭しましょう。電話応対では、マナーを学ぶこともちちろん大切ですが、**一番大切なのは「慣れ」**です。慣れるまでは電話が鳴るたびに緊張すると思いますが、苦手と思う人こそ積極的に電話をとるように心がけましょう。

　はじめは誰でも緊張するものです。先輩たちも新人のときはドキドキしながら電話をとったはず。とにかく数をこなせば、数カ月で落ち着いて電話をとれるようになるはずです。忙しい時間帯、新人が電話をとってくれるだけで、先輩薬剤師は助かります。

　慣れるまでは、電話に出るときの応対ポイントをメモ書きして、すぐに見られるように準備しておきましょう。最初の挨拶言葉などは薬局ごとに決まりがあると思います。それを流れに沿って書き出しておいて、電話が鳴ったときにメモを見ればわかるようにしておくだけで、安心して応対できます。

電話がつながった直後は、回線のつながり方によって最初の音声が途切れてしまうことがあります。**「はい、△△薬局の○○です」**というように「はい」を入れてから名前を名乗ると、先方がこちらの名前を聞き取りやすくなります。薬局名だけを言って名前を名乗らないケースもあるようですが、責任を持って電話を受けるという意味で、自分の名前を名乗ることが望ましいと思います。

　その他、「メモとペンを用意して電話をとる」「利き手とは反対の手で受話器をとる」「話が終わったら、丁寧に受話器を置く」なども意識しましょう。固定電話の受話器を置くときは、リリースボタンを手で押さえて切るようにすると、いわゆるガチャ切りを確実に防げます。

　また、電話での話し方については、相手に合わせるのが一番いいのですが、基本的に「ゆっくりと話す」「低めの声ではっきり話す」ように意識しましょう。これらをひとつずつ意識しながら電話をとるうちに、自然にできるようになります。

取り次ぎの電話を受けるときのポイント

　取り次ぎの電話を受けるときも注意が必要です。保留になっている電話を受けるとき、いきなり話をはじめると、電話の相手は誰が出たのかわかりません。呼び出した人が不在の場合は、代理の人が電話に出る可能性もあるためです。保留電話を受けたら、**「おまたせしました、○○です」「お電話代わりました、○○です」**のように、必ず名前を名乗りましょう。電話は顔が見えないため、相手に不安を感じさせないように気配りすることが大切です。

　電話応対はちょっとした気づかいで印象が変わります。目に見えない相手を思いやり、丁寧に心を込めて応対できるようになりましょう。

> **Hint** 電話応対は慣れが肝心。積極的に電話をとって数をこなすほど、早く上達します！

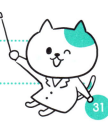

11 電話応対②
電話を受けたら、どんなときもメモを残すもの？

Question.

休みをとっている薬剤師あてに、患者さんから電話がありました。不在と告げると「じゃあいいわ」とのことだったのでメモを残しませんでしたが、翌日の夕方、「どうして電話があったと言わないんだ」と、その薬剤師に怒られてしまいました。

電話を受けたら、必ずメモをとる習慣を

　上のケースは、残念だったと言わざるをえない対応です。電話応対は、よくも悪くも薬局の印象を左右する重要な機会です。これを機に、ぜひ社会人として恥ずかしくない電話応対を身につけましょう。

　まず、電話を受けるときは必ずメモを用意します。すぐにメモがとれるように、紙とペンを用意し、受話器は利き手と反対の手で持ちます。話を聞きながら電話の内容をメモに残す習慣をつけると、後で忘れてしまったときもメモを見れば思い出せます。

　メモは「5W3H」を意識して、いつ、誰から、誰あてに、どのような内容の電話だったか、しっかり記録しましょう。薬の名前や規格・日時などの数字は、1文字違うだけでも重大なミスにつながることもありますから、間違えないように復唱して確認しましょう。

　電話を受けたとき、担当者が不在で出られないときは、一般的には「**○○が戻りましたら、こちらから折り返しお電話しましょうか**」と折り返しの提案をします。そこで相手が「こちらから電話します」と返答した場合

は「では、□□様からお電話がありましたことを○○（担当者）に申し伝えます」と言います。

そして、メモを担当者に残し、さらに担当者に口頭で直接「□□さんから電話がありました」と伝えられると、双方が安心できますね。

指示がなくても、相手の気持ちを考えて動く

質問のケースでは、担当者はどうして伝言してほしかったのでしょうか？　たとえば、患者さんからの電話なので、担当者は名前を聞いただけで「先日の相談の件だな」と予想がつき、すぐに折り返しの電話ができるかもしれません。あるいは、名前や用件がわかれば、折り返しの電話の前に薬歴を調べて、今後の対応を検討することもできます。時間がかかりそうな案件であれば、電話後の動きを想定して業務の手配もできます。

また、もう一度患者さんから電話がかかってきたとき、**「昨日もお電話をいただいたそうで、すぐの折り返しができずに失礼いたしました」**とひと言添えることもできます。

折り返しの電話では、**「お電話ありがとうございます。留守をしておりまして申し訳ございません」「折り返しのご連絡が遅くなり、申し訳ありませんでした」**など、ひと言挨拶を加えることで、患者さんは「きちんと電話の内容を伝えてくれたんだな」「わざわざ折り返してくれた」と安心や信頼を感じることでしょう。

折り返しの電話で好印象を持ってもらうことができれば、その後の電話でのヒアリング等もスムーズに進むはずです。電話があったことを知らなければ、担当者はこれらの対策が何もできません。患者さんの次のアクションが必ずあるとは限りませんから、貴重な情報を得る機会を失うことにもなりかねないのです。患者さんと担当者それぞれの立場に立って、どうすればスムーズに動けるか、想像することが大切です。

> **Hint** 指示の有無にかかわらず、どうすれば相手が喜ぶかを想像して行動しよう！

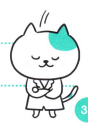

12 電話応対③
スタッフ全員が応対中に電話がかかってきたら？

Question.

薬局スタッフが全員、患者さん応対に追われていて、電話に出られませんでした。しばらくして、「この薬局は誰もいないのか！」と電話をかけてきた人が怒鳴り込んできました。皆が忙しくて電話に出られないときは、どうすればいいですか？

薬局の電話には、基本的に「必ず出る」

薬局にかかってくる電話の相手は、患者さんの他に、医療機関、卸やメーカーなど出入りの業者、あるいは系列や他の薬局などが考えられます。もしかしたら近隣の医院からの急ぎの連絡の可能性もありますし、注文している薬の欠品や遅配の連絡かもしれません。

患者さんであれば、服用した薬による副作用の相談の可能性も考えられ、その場合は命に関わる可能性も否定できず、緊急の対応が望まれます。薬局への電話は、どのような状況であっても決して後回しにせず、すぐに対応する必要があるのです。

そこで大切なのは、緊急連絡の可能性も考えて、**薬局にかかってきた電話には基本的に必ず出るというルールを薬局全体で共有する**ことです。

誰が電話に出るかについては、できれば調剤室内で調剤やＰＣ入力などの作業をしている人が手を止めて電話に出るのが望ましいでしょう。これは事務に限ったことではなく、手が空いた人、余裕がある人、電話の近くにいる人など、そのときどきの状況に合わせて臨機応変に対応してくださ

い。「誰が電話に出る」と決めてしまうと、作業全般にわたって制約が生じて薬局内の動線に影響が出るかもしれないので、注意が必要です。

忙しいときこそ、チームワークの見せどころ

相談のように、全員が患者さん応対中であれば、タイミングを見計らって誰かが患者さんに断りを入れてから電話に出ます。このとき、**「申し訳ありませんが、少々お待ちいただけますか」**と患者さんにお願いして、了承をもらってから電話に出るのがポイントです。急いでいる患者さんなどは嫌な顔をすることもあるかもしれませんが、多くの患者さんは、自分が同じような状況になったときの対応を見ている気持ちですから、断られることは少ないはずです。

電話に出たら、用件を手短に確認し、話が長くなりそうな場合には患者さん応対中である旨を伝えて、**「折り返しご連絡させていただいてもよろしいですか」**とお願いするといいでしょう。

相手が患者さんの場合、その場ですぐに対応できないことを詫びて、いったん電話を切ります。連絡先の確認、電話番号の復唱を忘れずに、折り返し電話をかける場合は都合のいい時間を尋ねたり、何分後に折り返しができるのか、およその見当をつけて予定時間を提示すると安心してもらえます。電話を終えたら、すばやく中断していた患者さんのもとに戻って、お待たせしたことをお詫びします。一連の動作を患者さんは見ています。くれぐれも慌てて早口になったり、急ぐあまりに言葉が乱暴になることがないように気をつけましょう。

全員が患者さん応対中などで手がふさがっている場合、誰が電話に出るかは状況を見て臨機応変に決めていくしかありません。日頃からアイコンタクトで「誰か出られる人いませんか」「私が出ます」「お願いします」と意思の疎通がはかれるようなチームワークを築いておくと、いざというときに素早く落ち着いて対応ができます。

> **Hint** 患者さんの命に関わる緊急の場合も。チームワークを鍛えて、いつでも素早く電話に出よう！

13 接遇・コミュニケーション①
どうしたらコミュニケーション能力がつく？

Question.

職場の上司や先輩から、「コミュニケーション能力をつけなさい」とよく言われますが、具体的に何をすればよいのかわかりません。先生はどのような力が「コミュニケーション能力」だと思われますか？

💬 思いを言葉にして、「発信力」を鍛える

あくまでも私自身の考えですが、コミュニケーション能力というのは「発信する力」が大前提だと思っています。もちろん、一方的に発信してばかりでは双方向のコミュニケーションをはかることはできませんし、相手の話を聞くことも大切です。

しかし、相手としっかり関わろうと思うなら、まずは自分の思いを打ち明けることです。自分ではちゃんと伝えたつもりでも、思っている通りに相手に伝わらないというのはよくあること。一足飛びに表現力まで身につけるのは難しいので、何はさておき、自分の考えをきちんと相手に伝えることが第一歩だと思います。

最近は失敗を恐れすぎる人が多いような気がします。「こんなことを言ったら、引かれるのではないか」「笑われてしまったら、どうしよう」など、言う前からいろいろと考えすぎてしまって、思ったことを口に出せずにいる人も多いのではないでしょうか。

くり返しますが、**相手に心を開いてもらおうと思ったら、まずは自分か**

ら。この相談者さんの場合、複数の人からコミュニケーション能力をつけるように言われていることから、おそらく言葉数が少なく、周囲の人からは「何を考えているのか、今ひとつわからない」と思われているのかもしれません。

　コミュニケーション能力は、一人ひとりの性格やこれまでの生き方の中で身についてきたものなので、一朝一夕に変えられるものではありません。まずは、日頃から意識して自分の思いを口にしてみる。そのくり返しで実践的にスキルアップをめざしてほしいと思います。

想像力を活かして、相手に必要とされる情報を提供する

　なかには、「とくに言葉数が少ないわけではないが、どうも周囲とうまくコミュニケーションがとれない」という人もいるでしょう。そのような人は、もしかしたら肝心なところを相手に伝えられていないのかもしれません。意見のすれ違いや認識のズレの大きな原因は、**伝えた「つもり」になっていること**。言葉数は多いのに、本当に伝えるべきことを伝えられていない場合によく見られます。何を伝えるべきかを知るには、相手が何をしたいのか、どのように行動するつもりなのか、想像力を働かせることも大切です。

　たとえば、会社員の患者さんが昼休みを利用して薬局に処方せんを持ってきて、「会社帰りに取りに来ます」と言ったとします。処方せんを預かり、「お預かりします。お待ちしています」と笑顔で答える。一見、コミュニケーションは成立しているように見えますが、できればもうひと言がほしいところです。

　「会社が終わってから来るということは夜かな。何時頃だろう？」と想像することができれば、「念のため、薬局の営業は19時までですので、それまでにお越しくださいね」と、ひと言添えることができますね。ここまでできればかなりの上級者。相手の行動を推察して、コミュニケーション力に磨きをかけてください。

> **Hint**　まずは自分の思いを言葉にしてみる。
> 失敗を恐れず、自分から心を開く練習を！

14 接遇・コミュニケーション②
信頼される薬剤師とは？

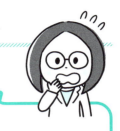

Question.

「信頼される薬剤師」とは、どのような人物ですか？
どんな点で努力すればいいでしょうか？

🗨 豊富な薬物知識は大前提。プラスアルファで信頼につなげる

　薬剤師である以上、薬物治療に関する知識を高めるのは当然のことです。患者さんはもちろん、ドクターや看護師、栄養士など地域医療の場でとっさに質問されても的確な回答ができるほどの知識を身につけるには、日頃の絶え間ない努力が欠かせません。

　しかし、豊富な知識があれば信頼されるかといえば、そう簡単なものでもないと思います。患者さんの話を聞き、つらい気持ちに共感し、労わる気持ちになれるかどうか。何に困っていて、どうしたいのか。想像力を働かせて患者さんに寄り添う気持ちを持ち、なおかつそれを表現することが大切でしょう。

　毎日の業務の中でこのような姿勢を続けていくうちに、困ったときに頼られる人に近づいていくのです。**「あの薬剤師さんに相談してみよう」「あの人に聞けば何とかなるはず」**。そう思われることが、信頼される薬剤師なのではないかと思います。

🔖 相手の話を受け入れる素直さが基本

　困ったときに思い浮かべてもらえる薬剤師になる。そのために一番大切なのは、「素直さ」だと私は思っています。自分とは異なる意見も素直に受け入れることで、本当に相手の役に立つアドバイスができるからです。

　たとえば、朝夕2回、食後に飲む薬は、朝食をとらない人にとっては用法通り「食後」に飲むことが難しくなります。その際、「朝、食後に飲んでください」と伝えるだけでは薬が正しく飲まれる可能性は低くなります。「朝食をとらない」という相手の生活習慣を聞き出したら、「服薬のために朝食を必ずとってください」と一方的に押しつけるのではなく、「朝食を食べる方法はないか」「どうしても朝ごはんを食べられない場合、薬はどうすればいいか」といった代替案を一緒に考える。

　このように、**相手の気持ちや状況をまずは受け入れる素直さが柔軟な対応を可能にする**ため、すべての基本になると思うのです。

　信頼される薬剤師をめざすための具体的な方法としては、周囲に仕事ぶりや人間性において尊敬できる先輩や上司がいれば、どんどん真似することをおすすめします。患者さん応対ひとつとっても、上司がやると簡単そうに見えることでも、実際に自分でやってみると難しいことがわかると思います。

　もし、身近にお手本となる人がいない場合は、ビジネス書が参考になります。「薬剤師なのにビジネス書？」と思うかもしれませんが、ビジネス書には人間関係を円滑にしたり、信頼を得るためにどうすればいいかといった、社会人として有用な情報がたくさん書かれています。

　薬剤師も社会の一員として地域や組織に属し、患者さんと向き合うわけですから、基本的な考え方は同じ。これまで気がつかなかったようなアイデアやすぐに使えるヒントがたくさん見つかりますよ。

相手の状況を素直に受け入れる姿勢を大切に。
尊敬できる人の真似からはじめよう！

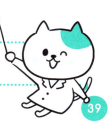

Column 1
自然な笑顔をつくる「笑顔トレーニング」

　患者さんをお迎えするのに欠かせないのが笑顔。「笑顔くらい簡単」と思うかもしれませんが、実際に自分の笑顔をチェックしたことはありますか？　実は、その場になると、不自然な笑顔しか出せていないことも。

　顔には30を超える表情筋があるそうです。筋肉は使わなければ衰えていくため、日頃笑顔で対応していないと、すぐにはできないものなのです。ここでは、私が研修で実施している「笑顔トレーニング」の方法をご紹介します。

［口輪筋を鍛える］

　口角を左右片側ずつ上げてみてください。すぐにできない人、やりづらいなと感じた人は、もしかしたら普段から笑顔が弱い方かもしれません。笑顔には口角が上がることが大切です。日頃から口角を意識して、口まわりの口輪筋を鍛えましょう。

➡①口の中に空気を入れてふくらませ、右頬に空気を集めて5秒キープ。次に、左頬に空気を動かしてキープ。②舌を歯の周りにそって、ゆっくり回す。③それぞれの動作を3〜5回繰り返す。

［眼輪筋を鍛える］

　笑顔のもうひとつのポイントは目元。目じりが下がっていないと、人は「つくり笑い」と感じてしまうものです。口角は意識すれば上げることができますが、目元の眼輪筋は自分の意思ではどうにもならないことが多いので、日頃からのトレーニングが欠かせません。

➡①目をギュッと閉じて5秒キープした後、パッと目を見開き5秒キープする。②目を大きく開いて8の字を描くように瞳を回す。③それぞれの動作を3〜5回繰り返す。

　私も毎日7パターンほどの笑顔トレーニングを日課にしています。あなたも、笑顔トレーニングをはじめてみませんか。

2章
患者さんとの会話が弾む窓口応対

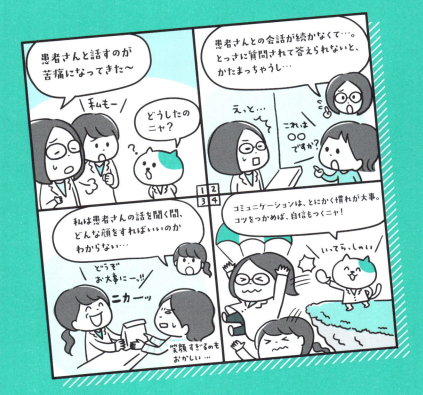

01 患者さんとの会話①
患者さんとの会話が続かなかったら？

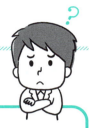

Question.

私は人前に出るとあがってしまう性格で、患者さんと上手に話ができません。この前も患者さんがお孫さんの写真を見せてお話しくださったのですが、何と答えていいのかわかりませんでした。患者さんとの会話が弾むコツはありますか？

まずは「聞くこと」に徹する！

「患者さんとの会話が苦手」という人は、かなりいるようです。この質問者さんのように、あがってしまってうまく話せないという方に言いたいのは、**「うまく話さなくてもいい」**ということ。話そう話そうとするから余計に力が入って空まわりしてしまうのです。

会話の基本は聞くことです。まずは丁寧に患者さんの話を聞きましょう。人は誰でも、誰かに認めてほしいと願っているものです。自分以外の他者から認められたい、そして自分でも自分のことを認めたい。これを**「自己重要感」**といいます。

じっくり話を聞くこと（傾聴）により、相手を認め、「あなたを大切に思っています」と伝えることができます。すると患者さんは、「私の話を熱心に聞いてくれた」「共感してくれた」と自己重要感が満たされて、相手に好意や信頼を抱きます。そこから信頼関係がはじまるのです。安心して納得のいく薬物治療を受けてもらうためにも、患者さんの自己重要感を高めることが大切です。

今回の質問の場合、お孫さんの写真を見せてくださっています。こういうときは、患者さんの話をしっかり聞きながら、**話に出てくる言葉を復唱（オウム返し）する**と効果的。何か言わなくちゃと焦ったり、上手に答えようと思ったりしなくても、「お誕生日だったんですね」「猫がお好きなんですね」と言葉を返すだけで、会話がどんどん弾みます。感情や会話のキーワードをそのまま同じ言葉で返すのが復唱のポイントです。

また、「患者さんとの会話が苦手」と真剣に悩んでいる人が、スタッフ間ではスムーズに話しているケースもよく見受けます。この場合は「私は患者さん応対が苦手だ！」と思い込みすぎている可能性が大。うまく話そうと思わなくていいのです。必要以上に苦手意識を膨らませず、「そのうち慣れるはず」というくらいの軽い気持ちで会話に臨みましょう。

相手に対して興味を持つ

会話上手になる手っ取り早いコツは、**相手に対して興味を持つ**ことです。たとえ初対面であっても、処方せんという個人情報がたくさん詰まったデータが目の前にあるのですから、興味さえ持てば会話の糸口はいくらでも見つかるはず。飲み忘れはないか、飲みにくさはないか……。そんなやりとりをしていく中から、重要な情報が引き出せることもあります。

「雑談をまじえた気軽な雰囲気の中だからこそ、本音を話せる」という患者さんは少なくありません。雑談というと無駄話だと考えてしまいがちですが、雑談の中で得た情報をもとに疑義照会をしたり、重要なミスを事前に防ぐことができたケースを、私自身たくさん見たり経験したりしてきました。

「それでもやっぱり緊張してしまう！」という人には、とっておきの方法があります。最初に、**「緊張してうまく話せないかもしれませんが、なんでもご相談くださいね」**と伝えてしまうのです。最初に「緊張しています」と伝えておくことで、多少言葉に詰まったりしても「嫌な感じだな」と思われるリスクはかなり減ります。

> **Hint**　まずは「相手の話を聞く」ことからはじめて、「話しやすい」薬剤師と思ってもらおう！

02 患者さんとの会話② 上手なあいづちの打ち方とは？

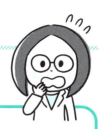

Question.

友人が通っている薬局の薬剤師さんは、自分が話をしている間、「うんうん、うんうん」と何度もうなずくため、きちんと話を聞いてくれたという感じがあまりしないそうです。患者さんへのあいづちとは、どのような点に気をつければいいのでしょうか。

💬 あいづちの前に、まずはしっかり話を聞くことから

　質問に出てくる薬剤師の「うんうん、うんうん」というのはおそらくクセで、当人にしてみれば無意識に行なっているか、あるいはこまめなあいづちを打つことで「熱心に聞いている」という姿勢を示しているつもりなのかもしれません。

　あいづちより先に気をつけたい重要なことがあります。それは、相手の話をしっかり聞くこと、つまり**「傾聴」の姿勢**です。あいづちは傾聴スキルのひとつではありますが、あいづちを打ちさえすればいいというものでもありません。目の前にいる相手に意識を集中して、目を見ながら話を聞けば、相手は「自分の話を真剣に聞いてくれている」と安心して話が弾み、聞く側も自然なあいづちを打つことができます。

　「うんうん」など同じ言葉をくり返しているときは、相手の話に集中していないことも考えられます。「うん」といううなづきだけで話を聞かれると、馬鹿にされたように感じたり、話を聞く気がないのではと勘ぐったりするものなので、注意しましょう。

また、「次はあれをやろう」「もうこんな時間！　早く切り上げなくちゃ」などと、他のことを考えながら話を聞くときも、適当なあいづちになりがちです。私の経験でも、あいづちを適当に打っているときは、話の聞き漏らしがあったりメモをとり忘れたりして、ミスが出やすいと感じます。目の前の患者さんに集中して、しっかり話を聞く。そのうえで、あいづちに意識を向けるといいでしょう。

🖉 あいづちのコツは、相手に合わせて言葉を変えること

　上手なあいづちのコツは、**あいづちのバリエーション**をたくさん持つこと。**「はい」「そうですか」「たしかに」「それから、どうしたのですか」「それは大変でしたね」**など、言葉を変えながら、話を先に促すあいづちをはさんでいきます。

　また、「そうですね」「私も同じです」「わかります」といった共感を示す言葉を入れて話の流れをとぎれさせないようにすると、話し手は心地よく感じます。

　さらに、表情や身振り手振りなどのリアクションを加えたり、ほんの少し前のめりになって前傾姿勢で聞くと、患者さんは「熱心に聞いてくれてうれしい」「話してよかった」と感じるものです。

　ちなみに、「なるほど」というあいづちには少し注意が必要です。無意識のうちに多用している人も多いかもしれませんが、「なるほど」というのは本来、相手が対等の立場か、それ以下の人に対して使う言葉と言われます。患者さんや目上の人に対して使うのは控えたいものです。

　会話がはずむ人が職場にいたら、観察するのがおすすめです。きっと、**声の大きさやスピード、タイミングなどを相手に合わせて自在に変えている**はずです。話がはずんでいるときは、早口で「そうそう」「それで」と話を促し、こみ入った話の場合は、声を落としてゆっくりと「そうですか」「大変でしたね」と共感を示しましょう。

> **Hint**　患者さんが気持ちよく話してくれる環境づくりも、薬剤師の大切な仕事！

03 患者さんとの会話③
前回の話を忘れて同じ質問をしてしまったら？

Question.

同じ人に同じ質問をしてしまいます。先日、スーツでいらっしゃった方に「これからお仕事ですか、大変ですね」と言ったところ、「前回も前々回も聞かれましたけど、転職活動中です」と返され、とても恥ずかしい思いをしました。

薬歴をもっと活用しよう

　積極的に患者さんとコミュニケーションをとろうとする姿勢は、とても素晴らしいですね。患者さんに少し不愉快な思いをさせてしまって申し訳なかったとしても、何も言わないより、将来につながる失敗として私は高く評価したいと思います。くれぐれもお願いしたいのは、失敗したからといって、「もう何も言わないでおこう」と萎縮してしまわないようにということ。この失敗を糧にステップアップしてほしいです。

　具体的には、**薬歴をもっと活用する**ことをおすすめします。薬歴については、薬局およびそれぞれの薬剤師によって記入方法やとらえ方が異なります。最低限、薬のことだけを記録している人も多いようですが、私は、患者さんとのコミュニケーションツールとしてもっと自由に活用してほしいと思っています。

ちょっとした情報も信頼関係を深めるきっかけになる

　たとえば、「今週末からヨーロッパ方面に旅行に行くんです」という話

が出たなら、「長時間、飛行機に乗ると、気圧の変化が激しいので注意してくださいね」とか、「旅行中も薬は飲み忘れないようにしてください」といったアドバイスができます。

そして、それを薬歴に記しておけば、次の来局時に「旅行はいかがでしたか？」と会話をはじめることができるのです。自分の話した内容を相手が覚えていると、「ちゃんと聞いてくれているんだ」と感じてうれしいものです。いつも同じ薬剤師が対応できるとは限らないので、別の人が担当しても情報を共有できるという意味でも、薬歴への記録は大切です。

今回の質問者さんのケースであれば、「転職活動中」とひと言、薬歴にメモを書いておけば、服薬指導ではあえて転職や仕事の話には触れないという選択肢が増えます。就職活動が長引く場合も考えて、患者さんからその後の報告があるまで話題に出さないなどの気づかいもできます。

また、不規則な生活を予測して「食事時間がずれたりして、薬を飲み忘れることはありませんか？」「睡眠不足で日中眠気を感じることはありませんか？」といった話題を持ちかけることもできるでしょう。

薬剤師の中には「患者さんと何を話していいのかわからない」とコミュニケーションに苦手意識を持つ人もいますが、そういう人ほど患者さんとの対話から得られる情報をこまめに記録して、薬歴を積極的に活用してほしいと思います。

ちなみに、薬歴は一度書いたら終わりということはありません。**重要な項目には色をつけたり、カラーペンやふせんを活用し、情報が更新されたら薬歴の記録も忘れずに更新**します。飲み合わせの注意や未払いなどの優先事項は、薬歴の一番目につくところに出すなど工夫しましょう。

薬歴は、患者さんに適切な指導を行なうためにあるのです。患者さんの目にとまっても問題のない範囲で、わかりやすい生きた薬歴の活用法を考え、患者さんとの信頼関係が深まるようにコミュニケーションに役立てましょう。

> **Hint** 患者さん情報はささいなことも薬歴に記入して、信頼関係づくりに役立てよう！

04 患者さんとの会話④
つなぎの会話が苦手だと思ったら？

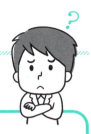

Question.

患者さんから質問され、わからないことがあったときに調べる間の会話がうまくいきません。先輩は世間話などをしながら場を和ませているようですが、自分は無言になってしまったり、会話が続かなかったりして気まずくなります。

😊 つなぎの会話にこだわらず、情報収集に集中する

　質問者さんは、世間話などがうまくできずに気まずいと思っているようですが、患者さんもそう思っているでしょうか。患者さんが一番感じているのは、**自分の質問に早く的確に答えてほしい**ということ。決して、世間話や雑談で盛り上がることを期待してはいないはずです。

　結論から言えば、今回のような状況で**無理に世間話をする必要はまったくない**と思います。調べ物をしながら雑談を続けることができれば、たしかに間は持ちますが、それによって調べる時間が余計にかかったり、集中できず目的の答えがなかなか見つからないのでは本末転倒です。

　パソコンを操作しながら、あるいは資料を目で追いながら雑談もできる器用な人もいるかもしれませんが、この場合の薬剤師としての務めは無理に会話することではなく、患者さんの質問に真摯に答えることのはず。だとすれば、黙々と集中して調べ物をする姿は、世間話をして間を持たせるよりずっと信頼がおけると思います。

　接遇とは心を込めて応対することです。雑談でリラックスしてもらうの

もおもてなしには違いありませんが、患者さんの疑問や悩みに寄り添い、質問に答えて役立つ情報を提供するために努力することも、患者さんへのおもてなしなのです。

集中して調べる環境をつくることも大切

　質問者さんのように、無言になってしまって沈黙がいたたまれないと感じるのであれば、**「お調べしますので、おかけになってお待ちいただけますか？」**と患者さんに声をかけ、集中して調べる環境を自分からつくってしまうのも方法のひとつです。

　患者さんと距離をおいて、調べ物に集中することで、短時間で答えが見つかるのであれば、そのほうが作業効率も高まりますし、何より患者さんのためになります。人によって受け取り方はさまざまですが、一生懸命集中して調べる様子を好印象ととらえる人も少なからずいるはずです。

　ちなみに、薬剤師にとって**「調べる」こと**も重要な**スキル**です。日々新しい情報が入ってくる中で、薬や医療に関するすべての情報を完璧に暗記しておくことはほぼ不可能です。そのような状況の中で、いかに素早く、目的の情報にたどり着けるか。どこを調べれば求める情報が素早く手に入るのかを瞬時に判断できれば、調べる時間も患者さんをお待たせする時間も大幅に短縮できます。

　調べものをしている時間は、患者さんの貴重な時間の一部という意識を常に持ち、少しでも早く情報を提供できるよう尽力する。「調べているこの間をどうやって持たせよう」とあれこれ悩むより、よほど患者さんに喜ばれると思います。

> **Hint** 世間話で間をつなぐより、患者さんの役に立つ情報をいかに早く提供できるかが大切！

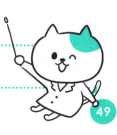

05 患者さんとの会話⑤
話好きの患者さんにどう接したらいい？

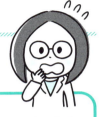

Question.

待合室が混んでいても、長々とお話をするおばあさんがいます。調剤薬局は「地域密着」「患者さん重視」が基本ですし、ゆっくり話を聞いていたいのですが、順番待ちの患者さんは明らかにイライラしています。どう対応したらよいでしょうか？

話をしてくれる患者さんに感謝の気持ちを持つ

　高齢の患者さんなど、話が長い患者さんはどの薬局でも少なくないと思います。このようなケースで大切なのは、たとえ長話であっても、薬局を頼りにして、何でも話してくれる患者さんに感謝して、できる限り丁寧に話を聞くことです。

　しかしながら、混雑している時間帯では、待ち時間がいっそう長引くのは避けたいですし、他の患者さんの視線も気になり、じっくり話を聞くのは難しいと思います。そんなときは**「○○さん、申し訳ありません。もっとお話をお聞きしたいんですけど、今日はとても混んでいて、お待ちの患者さんもいらっしゃいますので、また今度、聞かせてもらえませんか？」**とお願いするように伝えてみましょう。

　この際のポイントは、「もっと聞きたい」という点を強調すること。そして、申し訳ないという気持ちをしっかり伝えること。さらに、「今日は混んできたので、ここまで」と一方的に打ち切るのではなく、患者さんに「次回、また続きを聞かせてもらえますか」とお願いする形をとることです。

思ってもいないことを演技して言うのではありません。そもそも形だけの表面的な演技は、患者さんにすぐ見抜かれてしまうものです。まずは本心から聞きたいと思う。そして、ゆっくり話ができない状況を残念に思う。すると、自然に申し訳ない気持ちが表情や口調にあらわれるはずです。言葉だけで謝るのではなく、「心から申し訳なく思う」気持ちを添えることで、「この人は私の話を聞きたいと思ってくれている」と感じてもらえます。

処方せんなしでも気軽に立ち寄れる薬局に

　「健康サポート薬局制度」もはじまりました。薬局が地域密着や地域住民の健康サポートをうたっているのであれば、さらに**「処方せんがなくても、お時間があればいつでも立ち寄ってくださいね」**とプラスアルファの言葉を添えるといいでしょう。

　一般の方にとって、薬局は特殊な場所。いくら「薬のことは何でもお気軽にご相談ください」と言われても、敷居が高いと感じたり、中に入るのに気が引けるという人も多いようです。しかし、薬剤師から、「処方せんを持っていなくても大丈夫ですよ」と言われれば、「処方せんがなくても行っていいんだ」とわかり、気軽に訪れることができる身近な場所として感じられるはず。さらに、「○曜日の○時頃なら、比較的空いています」などと具体的な情報を加えれば、よりウェルカムな気持ちが伝わりやすいと思います。

　話好きな患者さんの場合、薬に関係のない話が延々と続くこともよくあります。そこをうまく誘導して、体調や薬に関係する話題に持っていければ、何気ない会話の中から役に立つ情報を引き出せるかもしれません。患者さんの身になって考えると、病気や通院などで疲れがたまり、誰かに聞いてもらいたいこともあるでしょう。薬を渡すだけではなく、患者さんの気持ちを受けとめ、寄り添う存在になれたらいいですね。

> **Hint**　「もっと聞きたい」という気持ちを
> 言葉だけでなく表情や態度でも伝えよう！

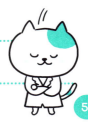

患者さんとの会話⑥
06 会話を嫌がる患者さんとのコミュニケーションは？

Question.

病歴を伺おうと、いろいろな話題で話しかけても何も答えてくれず、「話はいいから早く薬を用意して」とおっしゃる患者さんがいます。毎回、言われた通りに急いで薬を用意してお渡ししていますが、どう対応したらいいですか？

患者さんの要望を優先することが信頼につながる

　知り合いの高齢者の方と話をしていたときのこと。私が薬剤師だとわかったうえで、「薬局に薬をもらいに行くたびに、『お薬は余っていませんか？』と聞かれるので、とても不愉快」と心底嫌気がさしたというような表情で話してくれました。

　理由を尋ねると、「ちゃんと飲んでいるのに、まるで飲んでいないかのように疑われている気がするから」とのこと。薬剤師側は、単なる確認事項として聞いているのでしょうが、そのことで患者さんに嫌な思いをさせてしまっているとしたら……。患者さんの立場で残薬の問いかけについてあらためて考え、深く納得したものです。

　この質問でも、患者さんが答えない理由はいろいろ考えられますが、まずは、**患者さんの「早く薬を用意して」という要望に応える**ことを一番に考えましょう。調剤や監査といった作業を手早く進め、説明についても必要最低限の内容にとどめます。おくすり手帳や薬歴などの情報をもとに、あらかじめ伝える事柄を用意して、患者さんとの対話も簡潔に済ませます。

「早くする」＝「何も言わない」ではありません。短い時間であっても、患者さんと心を通わせることはできるはず。患者さんの要望に応えて手短に説明するからこそ、ひと言ひと言を丁寧に伝え、患者さんに気持ちよく帰っていただけるように笑顔でお見送りしましょう。

🔖「いつでも気軽に」ウェルカムの気持ちを伝える

早く薬をもらって帰りたいという患者さんの場合、話をしたがらないのはなぜか、過去の薬局側の対応に問題がなかったか、振り返って考えることも大切です。他に用事があって本当に急いでいるのかもしれませんし、病気や薬のことは医師に話しているから、薬局での説明は不要と考えているのかもしれません。

あるいは、以前、薬剤師が気づいていないところで患者さんを不愉快にさせてしまった可能性も否定できません。もし、薬局側の対応に非があったとすれば、患者さんの気持ちを察して謝罪するなり、改善をはかりましょう。勇気がいるかもしれませんが、一歩踏み込んで尋ねてみると、本音を引き出せることがあります。たとえば、**「お急ぎのところ申し訳ありませんが、何か私どものほうでご不便をおかけしたり、至らない点がありましたでしょうか」**というように聞いてみます。「同じことを毎回説明されるのが嫌」「他の患者さんに話を聞かれたくない」「嫌なことは何もないけど、単にせっかちなのよ」と本音で答えてくれるかもしれません。

また、急いで薬を渡した後は、**「もしわからないことがあれば、いつでもご相談ください」**といったプラスアルファの言葉を笑顔とともに添えましょう。薬局では周囲の目が気になって相談するのを遠慮したとしても、本当は質問したかったのかもしれません。そうした言葉をいつもかけ続けることで、何かわからないことがあったときに、「あの薬剤師さんに相談してみよう」と思い出してくれるようになります。

患者さんの要望を優先し、笑顔で「いつでもご相談ください」のプラスアルファの言葉を！

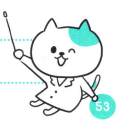

07 窓口応対の"困った"対策①
代理の人が薬の受け取りに来たときは？

Question.

私の勤務する薬局は高齢の患者さんが多く、薬の受け取りに代理の方がいらっしゃることも少なくありません。家族の方、ヘルパーさんなど代理の方の立場もさまざまですが、このような場合、どんなことに注意すればいいでしょうか。

😊 一方的な「説明」ではなく「理解できたかどうか」

　代理の方の受け取りは、高齢者の増加にともない、今後ますます増えてくるでしょう。どんな状況でも落ち着いて対応できるようになりたいですね。

　代理の方がいらっしゃった場合、**まず確認したいのが患者さんとの関係性**です。患者さんと同居しているのか、患者さんの状況をどれくらい把握しているのか、看病や介護に直接関わっているのか、などを確認します。患者さんの容態などをほとんど把握しておらず、ただ受け取りに来ただけ、という場合は、詳しく説明してもかえって迷惑になるかもしれません。患者さんや看病している人に正しく情報が伝わる可能性が低いと思われる場合は、必要最低限の伝達にとどめ、わからないことがあればいつでも相談してほしいと伝えるといいでしょう。

　看病や介護に直接携わっている人が代理の場合は、患者さんの周囲の人に理解してほしい情報をしっかり伝えます。たとえば、薬を飲み忘れたときの対応や飲み方の注意点など、代理の方でもわかるように、理解しやすい言葉を選びましょう。

代理の方にとっては、患者さんの病気や薬についてわからないことを知る貴重な機会でもあります。一方的に説明するのではなく、伝えた情報が正しく理解できたかどうかを確認しながら話を進めましょう。

　薬剤師の仕事は、薬を渡したら終わり、ではありません。服用後のフォローも含めて、ご家族や代理の方に正しく理解してもらえるよう心がけます。応対中は、**代理の方の表情や態度の変化に注意する**ことも大切です。うつむいたり顔をそむけたり、声が小さくなったりすれば、わからないことがある、薬を飲んでいないことを隠している、聞きたいことがあるけれど我慢している、などの言葉にならない気持ちが推察できます。そんなときは「何か気になることがありますか」と水を向けてみましょう。「医師には聞けなかったけど、薬剤師になら聞けるかも」という方も必ずいるはずです。

困ったときに顔が浮かぶ、頼られる存在をめざす

　ひと通りの説明が終わったあと、「薬のこと以外でも、何か気になることはないですか？」と声をかけたり、見送り時に「わからないことがあれば、いつでも連絡してくださいね」とひと言つけ加えることで、言われたほうも話しやすくなります。

　一方、代理の人がベテランの介護士さんであれば、「患者のことも、薬の飲ませ方も、実際に患者と接している私のほうが詳しい」とばかりにいなされて、話をすることすらままならない場合もあるようです。それでも、「少しでもお役に立てることがあるなら、いつでもご相談ください」という意志表示は続けましょう。万が一トラブルが起こったときなどに「あの薬剤師さんに聞いてみよう！」と思い浮かべてもらえるきっかけになります。

　1000人、2000人と声をかけ、最初のうちはそのうち1件でも役に立てたら大成功。**「いざというとき」に支えになる。**それこそが地域医療の一員として薬局・薬剤師が果たすべき使命だと私は思います。

> **Hint** まずは代理の人と患者さんとの関係性を確認。
> 相手の状況に合わせて的確な情報を！

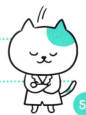

08 窓口応対の"困った"対策②
有効期限切れの処方せんを出されたときは？

Question.

先日、常連の患者さんが持ってきた処方せんの有効期限が切れていました。有効期限切れで薬は出せないと説明したのですが、「いつもと同じ薬なのに、ダメなの？」と、なかなか納得していただけませんでした。どのように説明したらいいでしょうか？

知らない人が多い、処方せんの有効期限

　薬剤師にとっては、処方せんに有効期限があるのは当たり前。ですが、一般の人からすると、処方せんに有効期限があること自体、知らない場合がほとんどではないでしょうか。患者さんが知らないのは私たち医療者側の説明不足が原因であって、「そんなこと知らない」と納得できないのは当然のこととも言えます。こうした事情を念頭に置き、患者さんの気持ちになって対応する姿勢が欠かせません。

　有効期限切れの処方せんを受け取ったときは、**「期限が切れています」といきなり言うのではなく、ひと言、謝罪の言葉を添えましょう**。「処方せんの有効期限について、説明が不足してしまい、迷惑をかけた」ことについて、「申し訳ないのですが、処方せんの有効期限が切れています」というようにお詫びを伝えます。

　ここで、「処方せんは医療機関が発行するのだから、病医院側が説明すべき。薬局が謝るのはおかしい」と思う人もいるかもしれませんが、病医院側が説明していないとは言い切れません。説明していても、患者さんが

忘れてしまった可能性もあります。責任の所在を明らかにすることより、医療人を代表するつもりで謝罪しましょう。くれぐれも「期限切れの処方せんを持ってこられて、迷惑」というような横柄な態度をとらないこと。意図的に期限切れにする患者さんはまずいないはずです。期限切れを指摘されて一番困るのは患者さんだということを忘れずに対応しましょう。

有効期限について周知徹底する

有効期限切れの処方せんを受け取ったときの対応としては、一般的には、処方元の医療機関に疑義照会して、有効期限の延長について相談することになると思います。そこで、患者さんにその旨を丁寧に説明します。**「処方せんの期限を延長してもらえるか、（医療機関に）尋ねてみます。○分ほどお待ちいただいてもよろしいですか」「有効期限は薬局では勝手に変えられないので、（病医院の）先生に問い合わせしたいのですが、お時間は大丈夫ですか」**といった具合です。

疑義照会しても担当医が不在だったり、時間外で電話がつながらない場合も出てきます。その結果、調剤できず、その場で薬を渡せない事態になることもあるため、患者さんにはより丁寧に説明しましょう。

さらに期限延長等の確認がとれてから調剤するため、薬のお渡しが遅くなることも伝え、お詫びします。薬ができてからの対応方法については、お待ちいただく以外に、再来局してもらうか、再来局が難しいようであれば、薬をお届けすることも可能というように、選択肢を用意できれば、患者さんも納得してくれると思います。

場合によっては、医師から「再診するから、患者さんに（病医院に）来てもらうように」と指示が出る可能性もあります。その際は、患者さんにさらに余計な手間暇がかかるため、よりいっそう丁寧に説明しましょう。

また、期限切れの処方せんが出ないように、有効期限について周知徹底をはかることも日頃から意識したいですね。

　医療者側の理屈を押しつけないように気をつけよう！　まずは説明不足のお詫びから。

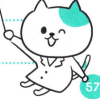

09 窓口応対の"困った"対策③
薬局内ではしゃぐ子どもに、どう注意すればいい？

Question.

薬局内ではしゃぐ子どもに困っています。イスにのぼったり、狭い薬局内をぐるぐると走り回ります。他の患者さんにも迷惑がかかるので注意したいのですが、どう注意するのが好ましいでしょうか。

💬 子ども用の絵本やおもちゃなどを用意しておく

小児科や耳鼻咽喉科など、患者さんのメインが子どもとその保護者という薬局では、プレイルームやキッズスペースが備えつけられていたり、絵本やおもちゃ、DVDなどのアイテムを充実させたりと、あらかじめ対策を講じている場合が多いようです。たとえ子どもの患者さんが少ない薬局でも、保護者が病気にかかり、一緒に連れてくるというケースも考えられます。基本的には、どの薬局でも子どもが来る可能性があると判断して、最低限の絵本やおもちゃなどのアイテムを用意しておくといいでしょう。

子どもが飽きてしまわないように待ち時間を短くする努力はもちろんですが、**子どももリラックスできる空間づくり**を心がけましょう。

また、子どもが来て困ったときの対応についてあらかじめスタッフ間で話し合っておくと、いざというときにあわてずに済みます。

🔗 言い方にひと工夫、注意するときは「お願い」の形で

子どもが絵本やおもちゃなどに興味を示さず、薬局内を走り回っている

場合、注意をして止める必要があります。ケガをする危険性や他の患者さんへの迷惑を考えて、できるだけ手早く対応したいものです。

そこで気をつけたいのが注意するときの言い方。まず、子どもに「走ったらダメ」と頭ごなしに叱るのは避けましょう。楽しく遊んでいる子どもをいきなり叱りつけても、聞く耳を持たないどころか、反抗してますます暴れてしまう可能性があります。また、注意する場面では、周囲にいる患者さんもいい気持ちがしないものです。

言い方のポイントは、**肯定表現を使うこと**。子どもの年齢にもよりますが、言葉を理解できる年齢であれば、まずは「お名前は？」「元気がいいね」「もうよくなったの？」などと笑顔で声をかけます。「待ってるのはつまらないよね」「おもしろいことがしたいよね」と子どもの気持ちに寄り添う言葉をかけてもいいでしょう。そして、**「薬局には具合の悪い患者さんもいるから、静かにしようね」**と、やさしく諭すように言い聞かせます。大きな声を出さず、語りかけるように伝えましょう。

「この絵本、おもしろいから読んでみない？」「ここにお絵かきしてみようか」などと、他に興味をそらせるのもひとつの手。走り回るのをやめたら、「静かにして遊んでくれて、うれしい」「本を読んでくれてありがとう」とほめ言葉もしっかり伝えます。

保護者がいる場合、**「お待たせして申し訳ありません。他の患者さんもいらっしゃいますし、もう少し静かにお待ちいただけるようご協力お願いします」**というように、保護者の方にも「お願い」する形で注意を促します。

子どもに対しても保護者に対しても、否定命令の「〜しないで」という言い方を避け、怒り口調や大きな声で注意することも控えて、丁寧におだやかにお願いするよう気をつけましょう。

患者さん間のトラブルを予防するためにも、「そのうちおさまるだろう」と静観することなく、早めの対応を心がけることが大切です。

「注意」ではなく「お願い」のスタンスで、
危険やトラブルは早めに予防！

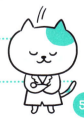

10 窓口応対の"困った"対策④
薬代をつけにする患者さんへの対応は？

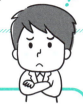

Question.

「持ち合わせがないから後日支払いに来る」といって、連絡がとれなくなる患者さんがいます。薬代が高額なので、お金が足りないこともあるだろうと、断わらずに引き受けるのですが……。どうするのがベストなのでしょうか？

💬 未払い記録はこまめにチェック

　この問題については、どの薬局でも対応に苦慮していると思います。その場ですぐに支払う患者さんがほとんどですが、なかには毎回のように支払いを先に延ばす患者さんもいて、悩ましいところです。

　薬歴に未払いがあることを示すマークをつけたり、ノートなどに未払い記録をつけている薬局も多いと思います。良心的な患者さんであれば、日を置かずに支払いに来てくれる方もいますし、次回来局時に自分から未払いがあることを申し出てくれる方もいます。

　しかし、未払いがあることを本人も忘れている場合もありますから、薬局側から告知することは欠かせません。定期的に来られる患者さんであれば、次回いらしたときに必ず、**「前回の未払い分がありますので、本日分と合わせてお支払いいただいてもよろしいですか？」**と伝えます。次回来局時の対応を忘れてしまうと、先々まで未払いが残ったままという困った事態につながりやすいのです。

　しかし、とても重要なアクションにもかかわらず、意外とこれができて

いないケースが多いようです。毎月のようにいらっしゃる患者さんにもかかわらず、半年以上前の未払いが残っていた、というケースもよく耳にします。半年も過ぎてからでは、回収する側も言い出しにくいものですし、患者さんから「今さら半年以上も前のことを言われても困る」「支払ったはず。未払いなんてない」と言われても仕方がありません。

お金にまつわるトラブルは、できるだけ早く解消するのが鉄則です。未払いが生じたときに、未払いを記した書面にサインをもらうことはもちろん必須ですが、「処方せんがなくても、お手すきのときにお持ちください」とひと言添えたり、未払いが続いている患者さんに対しては「お支払いの予定はいつ頃になりますか」と尋ねてみるのもいいでしょう。

医療機関と連携、高額医療の情報提供も忘れずに

電話や郵便等でくり返し催促してもなかなか支払ってもらえないケースもあります。未払いが続いている場合は、**処方元の医療機関に相談する**という手段も考えましょう。

薬代の未払いが続いているということは、病院等の治療費が未払いになっている可能性も高いためです。治療費や薬代が高くて支払いが困難とわかれば、医師と相談して処方変更を含めた治療方針の見直しも考慮する必要が出てくるでしょう。医療費が高額になる場合は、高額療養費制度が利用できるケースもあります。

患者さん情報を共有する意味でも医療機関との連携はとても大切です。薬代が高くて困っている患者さんが、未払いになっていることを医師に言えずに一人悩んでいる場合もあるかもしれません。患者さんの背景や気持ちを推察して、困っているとわかれば役に立つ情報を積極的に提供しましょう。

「そこまで考える余裕はない」と思わず、患者さんのために何ができるか、考える。困っている患者さんに寄り添う姿勢を打ち出すことで、「頼りになる薬局」と思ってもらえるはずです。

> **Hint** 未払いがあれば、こまめに記録をチェックして、記憶に残っているうちに早めに回収しよう。

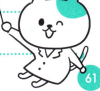

11 窓口応対の"困った"対策⑤
患者さんからのいただきもの、断ったほうがいい？

Question.

薬局に来るたびに食べ物や飲み物をくれる患者さんがいます。ありがたくいただくのですが、毎回なので患者さんの負担になっていないか心配です。断ったほうがよいでしょうか。

「お気づかいなく」と意思表示を

　以前に比べると減ってきているとは思いますが、患者さんやそのご家族から差し入れやいただき物をすることはあると思います。患者さんからの感謝の気持ちのあらわれですから、この薬局は日頃から患者さん思いのサービスが行き届いているのでしょう。

　いただき物については、チェーン薬局であれば、まずは会社の規約に「贈答品は受け取らないこと」と記載されていないか確かめてみましょう。病院などでは、「手紙や手づくり菓子など、金銭がかからないものなら受け取り可」と定めているところが多いようです。

　規約に明記されていない場合は、患者さんからの感謝の気持ちということで、度を越さなければ受け取ってもかまわないのではないかと私自身は思います。

　ただ、この質問のように来局のたびに差し入れをされると、だんだん心苦しくなってくるのも事実でしょう。単なる感謝の気持ちであれば問題ないのですが、もしかしたら、「私の薬は手間がかかる処方なので、差し入

れをしなければ、つくってもらえなくなるかも」などと気をつかっている可能性もなきにしもあらず、です。あるいは、「差し入れをして印象をよくしておけば、いざというときに特別扱いをしてもらえるかも」という気持ちが働いているのかもしれません。

その辺りは表情や話しぶり、日頃の会話から想像するしかないのですが、いずれにしても**「とてもうれしいです。でも、どうぞお気づかいなさいませんように」**という意志はしっかり伝えましょう。

明らかに何らかの見返りを期待しているとわかる場合は「お気持ちはとてもありがたいのですが、いただきものの有無でお薬の待ち時間や説明などが変わることはありませんので、その点はどうぞご理解ください」と、丁寧かつはっきり伝える必要も出てくるでしょう。

受け取るときは、周囲の状況に十分気を配る

差し入れをもらったときは、受け取るタイミングと周囲の状況に十分注意しましょう。他に患者さんが誰もいなければ問題ありませんが、別の患者さんがいるなら、まわりの目も気にしなければいけません。

「いつもありがとうございます」とお礼を言うのはいいとして、特定の患者さんとスタッフがあまりに親しげにしていると、他の患者さんたちが疎外感を感じる可能性もあります。

「私も差し入れをしなければいけないのかしら」と不安に思う患者さんも中にはいるでしょう。お昼時や夕方など混みあって待ち時間が長いときなどは「こんなに混んでいるのに、無駄話をしている」と反感を持たれるおそれもあるため注意が必要です。

状況により柔軟な対応が必要な事例ですが、周囲の患者さんにも気を配りつつ、良好な信頼関係をさらに深められるように丁寧な対応を心がけましょう。

 感謝の気持ちを伝えつつも、「お気づかいなく」の意思表示を忘れずに！

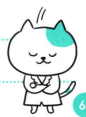

12 窓口応対の"困った"対策⑥ 酔っている患者さんが来たら？

Question.

ときどき、お酒を飲んだ状態で薬局に来る患者さんがいます。飲んでいる日はかなり酔っ払っていて、声が大きかったり、他の患者さんにも突然話しかけたりして迷惑をかけてしまうこともあります。どんな対応をするとよいのでしょうか？

すべての患者さんの安心・安全が第一

　薬局や薬剤師が迷惑をこうむるだけならまだしも、他の患者さんにも影響が出ている状況なので、早めの対応が求められます。たびたびのこととなれば、悪い影響が出ないうちに、素早く対応する必要があるでしょう。

　まず、酔っている患者さんは暴れたりする可能性もあるため、必ず複数人で対応しましょう。ことを荒立てないように、**「○○さん、他の患者さんもいらっしゃいますので、静かにお願いします」**などと穏やかに「お願い」するような話し方を心がけます。

　実際には、なかなか難しいと思いますが、周囲にいる患者さんはその様子をすべて見ています。命令口調で「静かにしてください！」と大きな声を出したり、あるいは「迷惑なんですよね」と高圧的なものの言い方をすると、「いくら酔っ払っているとは言っても、横柄な態度だなぁ」「もうちょっとやさしくできないのかしら」などと思われかねません。酔っていても患者さんは患者さん。特殊な状態であるという認識のもと、丁寧に応対しましょう。

酔っている患者さんに声をかけて応対している間、他のスタッフがいれば、協力してこの患者さんの薬を優先的に準備します。**早く薬を渡せるようにすれば、他の患者さんへの影響を最小限にすることができます。**

スタッフの人数が少ない場合でも、待っている患者さんに「申し訳ありません、あちらの方を先に済ませたいのですが、よろしいですか」などと断りを入れて、できるだけ早く投薬する流れをつくりましょう。

酔っている患者さんへの服薬指導では、説明しても正しく理解するのは難しいと思います。その場では手短に要点だけを伝え、新しい処方の説明などが必要であれば、あとから自宅に連絡するなどの対策を考えましょう。

いざというときのため、家族や地元の警察との連携も

質問の内容から、この患者さんは飲まずに来局することもあるようです。そのような機会があれば、「飲みすぎには気をつけてくださいね」などと穏やかに伝えてみましょう。

ご家族が来局されることがあれば、状況を説明して協力をお願いしたり、いざというときのために連絡先を聞いておき、すぐに連絡できるようにしておくといいでしょう。

今回の相談は酔っている患者さんについてでしたが、他にも暴れるような人が薬局に突然入ってくるなど、薬局スタッフの手に負えないケースも出てきます。そのような事態に備えて、日頃から警察や地元の交番との連携をはかり、緊急時にはすぐに連絡できるように、最寄りの警察の電話番号を見えるところに貼っておくなどの対策をしておくことも大切です。

周囲の患者さんの安全を最優先。ことを荒立てないよう、スタッフ全員で迅速に対応しよう。

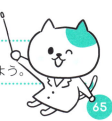

Column 2
沈黙するのもコミュニケーション

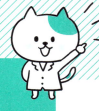

　私は常々、研修で「笑顔は最強の医療コミュニケーション・スキル」とお伝えしています。しかし、いつでもどこでも笑顔でニコニコ、というのは、また少し違います。状況により笑顔の質を変えたり、笑顔を消したり、そのときどきの患者さんに合わせて臨機応変に表情を変化させることが大切です。

　ある大病院の接遇研修の後、重症患者さんを担当する医師から質問を受けました。「村尾さんは笑顔が大切と言うけれど、私は予後が難しい患者さんへの告知のたびに、どんな表情で話せばいいのか悩みます」というような内容でした。
　私は、「患者さんが黙ってしまわれたら、無理に話そうとせず、患者さんの沈黙に寄り添うことで、共感の気持ちを示すことができます。表情や言葉だけでなく、その場の空気を共有することでも、相手に寄り添う気持ちをあらわすことは可能です。少し時間を置いてから『お話を続けても大丈夫ですか』と切り出せば、患者さん側も心がまえができるはずです」というようなお返事をしました。すると、「沈黙はよくないと思って、無理に話そうとしていました」と驚かれていました。

　笑顔で応対するのはすべての基本ですが、医療の現場ではさまざまな状況の患者さんがいらっしゃいますから、そのときどきの状況に合わせて、こちらが対応を変えていくことが必要です。そのときの状況から、何通りの患者さんの気持ちや背景を想像できるかが、患者さんとの信頼関係を築くうえで大事なポイントになると思います。
　想像力、推察力を磨いて、患者さんの声にならない心に寄り添える薬剤師をめざしましょう。

3章

患者さんが安心・納得する服薬指導

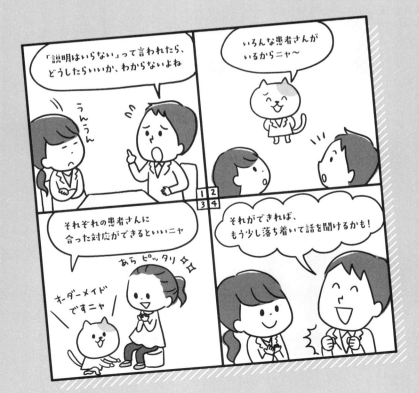

01 服薬指導時の説明①
患者さんを怒らせてしまうのは、なぜ？

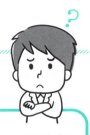

Question.

服薬指導時によく患者さんを怒らせてしまいます。たとえば、「このお薬は、副作用でめまいや手の震えが出ることがあります」と伝えたときに不快そうでした。専門用語は避け、わかりやすい言葉に置き換えたつもりだったのですが……。

目の前の患者さんに合わせた言い方を考える

同じ言葉を使っていても、人によって相手に与える印象は大きく変わります。一般的に、男性と女性では女性のほうがやわらかい印象になりますし、男性でも大柄な方はそれだけで圧迫感や威圧感を与えてしまう可能性があります。言葉の選び方だけでなく、**声や表情なども含めた言い方や雰囲気**にも十分注意を払いましょう。

今回の質問では、「専門用語を避け、わかりやすい言葉に置き換えている」という自分の対応に気をとられ、気持ちが患者さんに向いていないのかもしれません。ここで大切なのは、「専門用語を使わない」「わかりやすい言葉に置き換える」ことより、**「目の前の患者さんに伝わる言葉を選ぶ」**ことです。

薬剤師側がわかりやすいと思っても、患者さんにはさっぱりわからないのかもしれません。患者さんは一人ずつ理解度も価値観も異なります。昨日の患者さんに伝わった言葉が、今日の患者さんにそのまま伝わるとは限らないのです。専門用語を使わないことや言葉を変えることは、その手段

のひとつにすぎません。目の前の患者さんが不快そうにされたなら、自分の対応の何かが気にさわったのだと反省し、その原因を探りましょう。

患者さんの気持ちを推察する習慣を

今回の相談でいうと、副作用はとてもデリケートな部分で、受けとめ方は千差万別。人によって反応も大きく変わります。だからこそ、副作用の話を聞いた患者さんが、どのように感じるのかを推察しながら話を進めることが大切です。

具体的には、患者さんが副作用についてどのような反応を示すのか、拒否感を抱いていないかを探っていきます。副作用歴を確認し、副作用の経験があっても、とくに恐怖感や拒否感を抱いていないようであれば、新しい処方薬について丁寧に副作用の説明をすればいいでしょう。

一方、副作用と聞いただけで過敏に反応し、拒否感があるように感じられる患者さんの場合は、ことさら慎重に話を進めていくことが求められます。

たとえば、「このお薬は副作用で、めまいや手の震えが出ることがあります」といきなり切り出すのではなく、**「今日は新しいお薬が出たので、念のために副作用についてもご説明しますね」**と前置きを入れます。ワンクッション置くことで、患者さんに心積もりをしてもらうのです。

患者さんの中には、「私は副作用が出やすい体質だから……」と自分の体質を否定的に感じる人もいます。「薬の飲み方が悪いのかしら」などと自分を責めてしまうケースもあります。体質ということであれば、元より患者さんに非はありませんし、飲み方に問題があるとすれば、患者さんではなく、正しく説明できなかった薬剤師側に責任があります。

ほんのちょっとしたことでも、患者さんの受けとめ方が大きく変わりますから、先を急がずに丁寧に間合いをとって、患者さんの気持ちに寄り添いながら説明を進めましょう。

 声や表情にも気を配りつつ、
患者さんの気持ちを推察する習慣を！

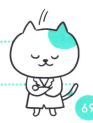

02 服薬指導時の説明②
「薬の説明はいらない」と言われたら？

Question.

急いでいる患者さんから「薬の説明はいらない」と言われると、とっさに対応することがなかなかできません。薬を渡す際にひと言、重要なことだけでも伝えられればと思うのですが、どのようなことに気をつければよいですか。

🗨 具体的に時間を提示してお願いする

　急いでいるから説明不要という患者さんはどの薬局でも相当数いると思います。とはいえ、「はい、わかりました」と何も説明せずに渡すのもちょっと問題。とくに処方変更等で説明が必要な場合は困ります。

　そこで、「急いでいる」と言われたら、まずは**「お急ぎなんですね、わかりました」**というように共感の言葉を返します。共感することは、**「相手を認めている＝あなたの要望にお応えしたい」**と伝えることでもあります。人は、自分を認めてくれた人に対して、安心や信頼を感じるもの。共感の言葉によって、次のアクションが受け入れられやすくなります。

　新しい処方の説明や副作用などを確認したい場合は、説明にかかる時間を具体的に提示して、少しでいいから話をさせてほしい、とお願いしましょう。たとえば、新しい処方であれば、併用薬の確認や服用方法の説明などいくつか質問することになりますから、**「新しく出たお薬の説明のために、3分だけお時間をいただけませんか？」**といった具合です。

　前回から新しくなった薬であれば、服用状況や副作用の有無を確認する

ために、**「では、1分だけ確認させてください」**と頼んでみましょう。「1分で済みます」と言われたら、多くの患者さんは「仕方ないな、じゃあ1分だけ」と聞いてくれるものです。

　くれぐれも、説明するのが当然という態度をとらないこと。「薬物治療がスムーズに進むように、説明させてほしい」と謙虚な気持ちでお願いをします。「1分だけだよ」と応えてくれたら、「ありがとうございます」と伝えてから、手短に用件を伝えましょう。

　いくらお願いしても、「本当に急いでいるから無理」という患者さんもいると思います。そのときは、**「わかりました。お伝えしたいことがあるので、あとでお電話させていただいてもよろしいでしょうか」**と尋ねてみましょう。後から電話されるのが面倒という人は「それなら、今すぐ1分でお願い」と言うでしょうし、「じゃあ、○時ごろ自宅に電話して」と言う人もいると思います。電話すると決まれば、電話番号を忘れずに確認しましょう。

投薬前の準備で時短につなげる

　処方せんを預かるときに「急いでいるから」と言われれば、投薬の前にあらかじめ質問や説明する項目を準備してから、投薬に向かいますね。この姿勢で常時臨めば、カウンターで患者さんを呼んだその場で「急いでいる」と言われても、そうあわてずに済みます。

　たとえば、監査の段階で、説明が必要な項目を頭に入れ、患者さんとのやりとりをイメージします。薬歴も過去までさかのぼってチェックして、確認漏れがないようにします。このように事前準備が整っていれば、いつでも落ち着いて対応できるはず。普段から**「時間をかけずに適切な説明をして、薬を確実に渡すこと」**を意識して行動しましょう。

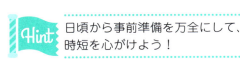
日頃から事前準備を万全にして、時短を心がけよう！

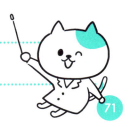

03 服薬指導時の説明③ わからない薬について説明を求められたら？

Question.

漢方を処方されている患者さんがいて、相互作用や効能効果について細かく質問されます。私は漢方について詳しくないので、「お医者さんに聞いてください」と言うと、「薬剤師の意味がないね」と言われてしまいました。

「わからなければ調べて答える」姿勢が大切

　かなり手厳しい患者さんの言葉ですが、知りたいことを教えてもらえるだろうと期待して質問した患者さんの気持ちを思えば、当然のような気がします。患者さんにとって、漢方であろうがなかろうが、薬は薬。薬剤師であれば、どんな薬についても適切な説明をしてくれると思うのは、当たり前のことかもしれません。

　このような場合は、わからないことでも答える努力をする、ということに尽きます。答え方としては、たとえば**「申し訳ありません。漢方は詳しくないので、お調べしてからお答えしてもよろしいですか」**というように、まずは正直にわからないことを認めてしまいましょう。「恥ずかしながら漢方は不勉強で、あまり得意ではないのです」と告白してしまえば、患者さんはがっかりしつつも、自分の不得手を認める姿勢に「それじゃあ、仕方ない」と正直さや素直さについては認めてくれるはずです。

　そのうえで、**「お時間をいただければ、今から調べてお答えしたいのですが、○分ほどお待ちいただけませんか」**というように、患者さんにお願

いしてみましょう。職場に漢方に詳しい上司や同僚がいれば、教えてもらってもいいと思います。

患者さんを長くお待たせせずに、適切な答えにたどり着けないのであれば、即答できないことをお詫びしてから、**「もしよろしければ、後日あらためてご連絡させていただけないでしょうか」**と、時間をもらってでも調べてちゃんと答えたいという意欲を見せたいところです。患者さんにも熱意が伝わって「私のためにそこまでしてくれるんだ」と信頼を寄せてくれるきっかけになるでしょう。

🔖「わからない」は「知らないことを知るチャンス」

何を質問されても完璧に答えられるという薬剤師は、実際にはそれほど多くないように思います。特定の医療分野に対する知識と技量、経験を持つ認定薬剤師・専門薬剤師制度があることからも、薬剤師に求められる知識や情報が「広く浅く」ではなくなっていることがわかります。

すべてが完璧であれば理想的ですが、それが無理なら、わからないことを恥ずかしがることはありません。何度も同じことを問われて、そのたびに「わかりません」では問題ですが、これから新しい知識を身につけていけばいいのです。

ちなみに、今回の質問では漢方について詳しくないとのこと。私自身、漢方薬局に勤めた経験がありますので、医師によって処方もさまざまですし、生薬や中医の知識まで奥が深く、漢方を難しいと感じる気持ちはよくわかります。しかし、どんなことでも、真剣に知りたいと思い、根気強く調べたり、学びの姿勢を持ち続ければ、患者さんの知りたい答えにたどり着くはず。決して「わからない」で終わりにせず、「目の前の患者さんの役に立ちたい」という気持ちを全面に出して、どんな小さなことでも自分で調べて身につけましょう。

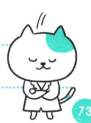

> **Hint**
> わからなければ、調べて答える。
> 「わからない」は成長するチャンス！

04 服薬指導時の説明④
後発医薬品（ジェネリック医薬品）の上手な説明は？

Question.

患者さんにどのように後発医薬品を説明したらいいのでしょうか？　僕は「お薬代が今より安くなりますよ」と伝えているのですが、ある患者さんから「あまり安くない」と指摘されてしまいました。

💬 価格以外のメリット・デメリットを伝える

　後発医薬品に関しては、国が医療費削減の一環として使用推進の周知徹底を進めており、一般の人にもだいぶ浸透してきたように感じます。テレビコマーシャルなどの影響もあり、「ジェネリック医薬品」という言葉も知れ渡ってきました。

　先発品と治療上同等とされる後発医薬品ですが、価格はもちろん味も剤形も異なります。人によっては体質に合う・合わないなどの副作用の問題もありますので、一概に「同じ効能効果」とも言い切れません。

　質問者さんは、違いを説明する際に「薬代が安くなる」という点を強調しているようですが、それだけでは患者さんの指摘どおり、大きな差が出ない場合もあり、説得力が弱いかもしれません。**先発品と後発品、それぞれの薬のメリット・デメリットを一般の人にもわかりやすく説明し、最終的にどの薬を選ぶか、患者さんが選択する際の目安になるような情報提供**が求められます。

🚩 患者さんの状態をしっかりヒアリングしてから説明

　患者さんに説明する薬は後発品だけではないので、すべての薬剤情報を把握し、なおかつ難しい専門用語を使わずに、わかりやすく薬の説明をするのは本当に大変だと思います。人手が足りなかったり、混雑する時間帯などでは、説明にゆっくり時間を割けない場合もあるでしょう。

　それでも可能な限り、患者さんの状態をヒアリングし、現在の病状や過去の経緯、仕事・食事など生活習慣等を把握します。そのうえで、適応など個々の患者さんの状況に合う後発医薬品があるか確認し、薬ごとのメリットとデメリット、価格などを比較検討材料として提示します。

　「自分がもし患者さんの立場だったら」「自分の家族にすすめるとしたら」どの薬を選ぶかというような、たとえ話をしながら説明すると、患者さんも安心して聞いてくれるでしょう。

　どの薬を使うかを決めるのは患者さんですが、患者さんは薬剤師が提供する情報を頼りに選択するわけですから、責任重大です。過去に副作用を経験したことがある患者さんであれば、なおのこと丁寧に説明し、患者さんの質問にも親身になって答えたいところです。

　後発医薬品の取り扱いについては薬局ごとにかなり差があるようです。裏を返せば、**他薬局との差別化につなげやすいポイント**でもあります。周知されてきたとはいえ、今でも後発品とジェネリック医薬品を別のものと思っている患者さんもいます。患者さんが心の底から安心し納得するまで、根気強く説明する姿勢を持ってほしいと思います。

> **Hint** 価格だけを強調するのでなく、患者さんが安心できるよう、メリット・デメリットを説明しよう！

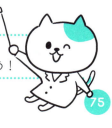

05 服薬指導時の説明⑤
うつ病の患者さんへの声かけで困ったら？

Question.

服薬指導のとき、うつ病の患者さんに「調子はどうですか？」「つらくないですか？」という言葉をかけても、あまり反応がありません。薬を渡す際も、他の患者さんに聞こえないよう小声で話すのですが、それもあまりよく思っていないように感じます。

思い込みで「反応がない」と決めつけない

　精神科や心療内科などにかかっている患者さんへの対応には気をつかいますし、実際に難しいケースが少なくありません。しかし、うつ病などの精神疾患こそ、薬物治療が重要になってきますから、薬剤師が果たす役割も大きいと思います。

　うつ病の患者さんへの対応では、**特別扱いしない**ことがポイントになります。今回の質問では「あまり反応がない」ことが気になっているようですが、本当に反応がないのでしょうか？　実際には、患者さんは話をしっかり聞いていて、頭の中では理解しているのかもしれません。声を出したくても出せない、反応を示したくても態度にあらわれていないだけかもしれないのです。

　もしかしたら患者さんはうなずいているつもりでも、薬剤師が小さな動きを見逃しているというケースもありえます。「反応がない」ように見えても、そうと決めつけて、あわてて他の言葉を探すことはありません。

　大切なのは、患者さんが反応を示すことではなく、正しく服用してもら

うこと。患者さんの様子をうかがいながら少しずつ言葉を変えていき、適切な服用ができているか、正しく理解しているかなどについて、しっかり判断していきましょう。

　うつ病の患者さんの多くは薬物治療を軸にしているので、副作用を心配したり、薬の種類や量が多いことを気にかけたり、あるいは長期間にわたる服用を心配している患者さんもいます。これらの不安や思い込みが強いために、薬剤師の説明に素直に反応できない場合もあるかもしれません。不安を感じている様子が見られたら、不安の原因を探り、安心して薬が飲めるようにアドバイスします。

　薬剤師が小声で話すのをよく思っていないのかもしれない、と心配しているようですが、もしかしたら意図的に小さくしているために、声が十分聞こえていないのかもしれません。あらゆる可能性をイメージしながら、患者さんとのやりとりを重ねて、表情や仕草などの変化を注意深く観察しましょう。

「いつでも気軽に連絡してください」のひと言を忘れない

　最近では、多くの薬局でプライバシーを保護するための配慮や工夫がされています。それでも、対面で話すのが苦手で、緊張して言葉が出てこない、などという患者さんもいるはずです。終始うつむいたままだったり、話しにくそうな気配が感じられたら、**何かわからないことがあれば、後ほどお電話をいただいてもいいですよ**と伝えてみましょう。

　大切なのは「あなたの治療のために、どんな小さなことでもお手伝いしたい」という気持ちを持って、それを言葉にして伝えることです。

　うつ病の患者さんに限らず、薬剤師側から積極的にアプローチすることが、患者さんの安心につながります。精神疾患の患者さんへの対応においても、薬剤師としての力を十分に発揮できるよう、苦手意識を持たずに取り組んでみてください。

> **Hint** 見た目の反応だけで判断せず、小さな表情の変化などから本音を汲み取ろう！

06 かかりつけ薬剤師の同意書をもらうには？

かかりつけ薬剤師制度

Question.

「かかりつけ薬剤師指導料」が新設され、私の勤める薬局でも患者さんから同意書にサインをいただけるよう、働きかけていくことになりました。どのように声をかけたらいいのか、戸惑っています。

🗨 まずは信頼関係を築くことから

　2016年4月にかかりつけ薬剤師制度が実施され、同意書の取得については各薬局ごとに取り組み方に差が生じているようです。すでに常連の患者さんへの声かけは終わっている薬局もあるでしょうから、ここでは新規の患者さんへのアプローチという点についてお話しします。

　ここで大切なのは、患者さんに**「信頼できそうな薬剤師」**だと思ってもらうこと。そして、薬剤師のほうから、**「あなたのかかりつけ薬剤師になりたい」という意思表示**をすることの2点です。たとえその場でサインがもらえなくても、次につないでいくコミュニケーションを心がけましょう。

　かかりつけ薬剤師になるためには、大前提として、患者さんとの信頼関係を築く必要があります。信頼関係は会っていきなり築けるものではありませんから、新規の患者さんに対しては、初対面の短い時間でも安心感や話しやすさを感じていただけるように、丁寧な応対を心がけましょう。まずは他に飲んでいる薬はないか、身体のことで困っていることはないかなどをヒアリングし、丁寧にコミュニケーションをはかることからはじめま

す。そのうえで「かかりつけ薬剤師という制度をご存じですか？」と切り出します。

　以前、営業職の人から「営業は種まきが大切」と聞いたことがあります。同意書にサインをもらうのは薬剤師にとって慣れないことであり、不本意に感じて戸惑っているかもしれません。でも、患者さんから信頼を得る過程ととらえ、焦らず、コツコツと種をまき続けましょう。

　患者さんが次回以降、来局されるたびに笑顔で気持ちよく応対できれば、**「かかりつけ薬剤師を選ぶなら、あの人にしよう」**と思ってもらえるでしょう。そのためにも、回り道と感じるかもしれませんが、まずは日頃のふるまいや声かけ、服薬指導をひとつずつ見直し、患者さんが安心と信頼を感じてくださるよう努力を続けましょう。

🔖 かかりつけ薬剤師として、覚悟と熱意を示す

　かかりつけ薬剤師になるということは、薬はもちろん、その人の健康に関するすべての責任を負うくらいの覚悟が必要です。これまで他の薬局で処方されていた薬をすべて一括で管理するだけでなく、ＯＴＣ薬やサプリメント、食事、生活習慣などについてもアドバイスを行ない、場合によっては勤務時間外の対応が必要になることもあるでしょう。

　従来からやってきたことそのものと言えばそれまでですが、今回の制度で薬剤師の本気度が試されているようにも思います。「あなたのかかりつけ薬剤師になりたい」という気持ちで真剣に患者さんと向き合えば、その熱意は自然と患者さんにも伝わります。

　制度の意味も考えずに気軽にサインしてくださる方もいるかもしれませんが、患者さんとしても薬代とは別に指導料を払うわけですから、**「この人なら安心してずっと世話になれる」**と思う人をかかりつけ薬剤師に選びたいのが**本音**のはず。普段の挨拶や声かけ、服薬指導で１：１の関係を意識し、患者さんの記憶に残る対応を心がけましょう。

> まず信頼関係を築くことから。
> 断られてもくじけず、声をかけ続けよう！

07 患者さんからの質問・相談①
患者さんの質問の意図がわからないときは？

Question.
服薬指導中、患者さんから聞かれたことの意図がわからないことがあります。そんなとき、思わず黙り込んでしまいます。「どういう意味だろう？　何か聞かなきゃ」とあわててしまいますが、どのように応対すればよいのでしょうか？

誰にでもわからないことはある。落ち着いて意図を確認

　患者さんの質問を聞いて、「何を言いたいんだろう？」と意図がわからないと思ったら、落ち着いて患者さんに問い直しましょう。人それぞれ考え方は異なりますし、同じことを言うのでも表現の仕方は違うもの。相手の言いたいことを100％理解しようと思っても、それは最初から無理というものです。また、ちょっとした質問だったとしても、そこに隠されている意図が複数あることも十分考えられます。まずは、その点を理解してほしいと思います。

　患者さんの質問がわからなかった場合は、**「確認したいのですが、『○○について知りたい』ということで大丈夫でしょうか？」「勉強不足で申し訳ないのですが、○○の使い方をご説明すればよろしいでしょうか」**など、質問の要旨を自分なりに考えて、患者さんに尋ねてみましょう。

　このとき、過度にへりくだったり恥ずかしがったりする必要はありません。素直に問い直せばいいのです。いきなり「○○についてですか」と言うよりは、**「恐れ入りますが」**などのクッション言葉を入れて問いかけると、

やさしい雰囲気になります。

また、問い直すときに**「○○についての質問ということですが、○○の飲み方でしょうか。あるいは、○○の服用時間についてでしょうか」**というように、選択肢をいくつか提示すれば、患者さんの質問内容もより具体的になって返ってきます。

一番やってはいけないのは、患者さんの質問の意図を勝手に解釈して、わかったつもりであいまいな答えを伝えること。患者さんが「そうじゃない」と言ってくれればまだいいのですが、見当違いの答えを患者さんがうのみにして、行き違いのまま服薬すれば、調剤過誤につながる危険もあるのです。思い込みで筋の通らない回答をして、「この薬剤師さんは何もわかってない」と思われるのは避けたいところです。

私は、問い直すことが患者さんをより深く理解するきっかけになると思っています。「もう一度教えてください」のひと言は、患者さんとの信頼関係を高めるチャンスなのです。

緊張しているのは患者さんも同じ

また、このようなとき、実は患者さんも緊張しているかもしれません。患者さんには、前日から質問の内容を考えてメモをする人もいれば、聞きたいことがあっても聞く勇気が出ないまま帰ってしまう人もいます。何食わぬ顔で質問していても、内心は「変なことを聞く患者だと思われたらどうしよう」「言いたいことと違うことを言ってしまった」などと心配しているかもしれないのです。

くれぐれも「説明が下手」と患者さんのせいにしたり、自分のことを「理解力がない」と責めたりしないこと。「緊張するのはお互いさま」と思えるようになれば、リラックスして質問の意図を確認できるようになると思います。

> **Hint** 患者さんの質問の意図を確認するのは、恥ずかしいことではありません。

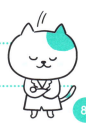

3章　患者さんが安心・納得する服薬指導

08 患者さんから質問攻めにされたら？

患者さんからの質問・相談②

Question.

自分が飲んでいる薬のことをよく知りたいと、薬局カウンターで質問攻めにしてくる患者さんがいます。薬局に来るたびにあれこれと質問されて、正直、精神的にぐったりします。よい切り上げ方はないでしょうか。

切り上げ方より、納得のいく説明を心がける

　カウンターで一人の患者さんにつきっきりになると、質問に答えることだけでなく、他の患者さんの視線も気になるし、当然、待ち時間も気になるしで、疲れてしまう気持ちもよくわかります。

　しかし、今回のケースで気になるのは、患者さんが「薬局に来るたびに質問攻めにしてくる」という点です。ポイントは2つあります。まずひとつは、**「次の受診のときに、聞いてみよう」とあらかじめ質問事項を考えてから薬局に来ている**と予想できること。実際に薬を飲んでみて「喉に引っかかる気がする」と心配になったり、「サプリメントとの飲み合わせは大丈夫かな」と思いついたりすることはよくあること。それを薬局の窓口で相談してくれるとすれば、薬局を心底信頼している証拠です。質問に丁寧に答えて、安心して薬を飲んでもらいましょう。

　もうひとつ考えられるのは、**一度質問して教えてもらっても、納得しきれていないために、また質問したくなる**場合です。もしかしたら「毎回、質問ばかりして、忙しいのに悪いな」と思っているかもしれません。それ

でも、薬についての心配のほうが上回っているから、質問攻めという事態になってしまうのです。

　そんな患者さんの気持ちを汲み取って、わかりやすい説明、納得していただける説明を心がけましょう。「話を早く切り上げたい」と思うならば、「切り上げ方」よりも「いかに納得してもらうか」に注力してほしいと思います。何かひとつでも不安があれば、不安は次々に大きく広がっていくもの。ひとつの質問について、患者さんが納得のいく回答を得られれば、質問があちらこちらに広がることもないように思います。

　なお、何度同じ説明をしたとしても、患者さんが正しく理解していなければ説明したとは言えません。首をかしげるなどわからないような様子が見られたら、具体例をあげたり、言葉を変えて説明してみましょう。患者さんをお呼びする前に薬歴を見ておくと、同じような質問がきたとき、前回とは異なる説明を試みることができます。

質問の裏に隠された本音を読み取る

　患者さんの質問が頻繁で、何度も同じことを尋ねてくる場合、質問の答えがほしいのではなく、**「別に話したいことがある」可能性もあります。**話のきっかけを探しているケースです。本当に相談したいことがあっても、内容や状況によって、なかなか言い出せないということは誰にでもあること。とくに、薬局では他の患者さんもいるため、切り出すタイミングを狙っているのかもしれません。

　見極めはとても難しいですが、患者さんの**「質問の裏に隠れている本音＝本当に聞きたいこと」**があるように感じられたら、そこにアプローチして「他の病院の薬のことでも、お気軽にご相談ください」などと、言葉にして伝えましょう。「また長くなったら嫌だなぁ」と思いながら対面するのではなく、今日は一発で納得してもらおう、という気持ちで向き合ってみてください。

> **Hint** 何度も質問されるのは、患者さんが納得していないせいかも。説明を工夫してみよう！

3章　患者さんが安心・納得する服薬指導

09 患者さんからの質問・相談③
服用時間の変更を希望する患者さんには？

Question.

お仕事に車を使用するという患者さんから、「眠気の副作用が出ているので、服用時間を『朝・夕』から『夕・就寝前』に変更したい」と相談されました。疑義照会が必要と伝えたところ、「先生に聞くなら結構です」とのこと。どう対応したらいいですか？

🗨 自己判断がもたらす危険性について説明

　患者さんの意向通りに朝夕食後の薬を夕食後と就寝前に飲むとすれば、翌朝まで眠気が残るなどハングオーバーの危険性が高まります。服用間隔が狭まることにより、他の副作用が出る可能性もあります。

　このようなケースでは、患者さんに自己判断がもたらす危険性や注意点について丁寧に説明し、医師に相談する必要があることを理解してもらうステップは絶対に欠かせません。

　患者さんは、自分が経験している副作用を避けることにばかり意識が向いているはず。自分で飲み方を変えることにより、現在はあらわれていない副作用が別の形であらわれる可能性があることには気づいていない場合がほとんどです。

　そこで、**患者さんの安心と安全を考える薬剤師の視点で、仕事への支障がどのように出るのかなどを具体的にわかりやすく伝える**ことが大切になります。

医師と患者さんをつなぐのも仕事のひとつ

　自己判断の危険性を伝えることも重要ですが、患者さんの「医師に言ってほしくない」という気持ちの裏側をいかに引き出せるかもポイントになります。

　コミュニケーションをとりながら、患者さんが医師に話したがらない理由を推察してみましょう。「医師に余計な手間をかけたくない」「以前、医師に相談したとき、嫌な顔をされた」「勝手なことを言う患者だと思われたくない」など、理由はいろいろ考えられます。

　「なぜ、医師に言いたくないのか」について、さりげなく聞き出すことによって、患者さんの本音が見えてくるでしょう。たとえば、疑義照会を嫌がる患者さんの多くは、「わがままな患者と思われて、今後ちゃんと診てもらえなくなるかもしれない」と思っています。その気持ちがわかれば、**「問い合わせをすることで、先生が患者さんのことを嫌いになったり、診察の内容が変わることはありません」とはっきり説明できれば、患者さんも安心して疑義照会に同意してくれるはず**。患者さんの言葉にならない気持ちを推し量り、納得のいく説明を心がけましょう。

　今回のケースでは、薬を変える、あるいは服用回数を減らすなどの対応が適切と思われますので、疑義照会が不可欠です。薬剤師として患者さんの立場で考え、一緒に問題を解決していく姿勢をあらわしましょう。

　医師と患者さんの間をつなぎ、医療や薬に対する不安や不信感を払拭することも薬剤師の大切な務めです。医師に相談することで治療上のメリットがあることを伝えられればいいですね。

　医師に言えないことを薬局で相談されたということは、信頼できる薬剤師として見てもらえている証拠です。患者さんの気持ちに応えられるよう、これからも真摯に患者さんと向き合ってほしいと思います。

> **Hint**　患者さんの気持ちに寄り添いながら、医師に相談するメリットを丁寧に伝えよう。

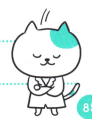

3章　患者さんが安心・納得する服薬指導

10 処方薬で副作用が出たと言われたら？

患者さんからの質問・相談④

Question.

患者さんから「副作用が出た」とクレームを受けました。投薬したのは別の薬剤師ですが、ちょうど不在のときに私が受け付けました。副作用の症状を聞くと、その処方薬のせいではないように思えるのですが……。

副作用の対処を最優先

　副作用が起こった場合、患者さんは病医院に連絡するケースが多いと思います。薬の副作用とはっきりわかれば別ですが、新しく出た症状が何によるものかわからない場合は、なおさら医師に相談するでしょう。

　今回は、直接薬局にクレームを言いに来たということなので、薬局への信頼が厚いか、あるいはその反対で不信感を抱いているために薬局に連絡しようと思ったのかもしれません。投薬時の説明不足や間違った説明が原因で副作用が出たと考えたのかもしれませんし、薬剤師の対応のまずさにもともと不信感があったところに、今までとは異なる症状があらわれて、薬剤師のせいと思い込んでしまったのかもしれません。

　理由はさておき、まずは副作用の対処が最優先です。症状をしっかり聞き出し、緊急を要する場合は、素早く医師に連絡をとり、受診を促します。副作用といっても軽いものから重篤なものまでさまざまですから、落ち着いて対応しましょう。

　状況によっては、すでに症状がおさまっている場合もあるでしょう。服

薬状況や用法用量、併用薬やアルコール摂取の有無など相互作用の可否も確認して、今後の対応について検討します。**処方薬と副作用の関連性が薄いと思われる場合でも、それを診断するのは医師です。**患者さんが受診する場合は、処方薬の副作用情報などを用意し、薬剤師としての見解を添えるなど、医師への情報提供まで責任を持ちましょう。

患者さんの不満や不信感を取り除く努力を

　副作用の有無にかかわらず、薬剤師の説明に誤りや不足があったのであれば謝罪するのは当然です。副作用が出てしまったのなら、なおさらです。患者さんの症状の大小に関係なく、たとえ投薬した薬剤師本人がいない場合でも、同じ薬局スタッフの代表として誠心誠意の謝罪を行ないましょう。状況によっては、上司とともにお詫びに伺う必要も出てきます。

　今回のケースでは、医師の診断が出るまでは必ずしも薬剤師に原因があるとは限りません。しかし、だからといって「薬局側に非はない」と勝手に決めつけて、ないがしろにするような対応は好ましくありません。

　薬剤師の使命は薬を正しく飲んでもらって、患者さんを健康に導くこと。薬剤師側に非があろうがなかろうが、患者さんがつらい思いをしたという事実は変わりません。患者さんの不安やつらい気持ちを受けとめ、寄り添う姿勢こそが大切です。

　まずは「大変でしたね」「ご心配ですね」といったように、いたわりの気持ちや共感をもって丁寧に接します。そして、しっかり話を聞き、薬のプロとして、できる限りの情報提供を行ないましょう。

　薬剤師側に非がない場合であっても、飲み方などで注意すべき点や生活習慣の工夫・改善、おくすり手帳の活用など、アドバイスできることはたくさんあると思います。副作用がきっかけだとしても、薬や薬剤師への不満や不信感が解消されれば、「こんなことまで教えてくれた」とファンになってもらえるかもしれません。

まずは副作用の対応を優先。
患者さんの訴えを真摯に受けとめよう。

11 患者さんからの質問・相談⑤
サプリメントの飲み合わせを聞かれたら？

Question.

患者さんから「●●サプリメントと▲▲サプリメント、どちらのほうが効果がありますか？」「テレビで話題の○○サプリメントは飲んだほうがいい？」とよく質問されます。このように聞かれたら、どう答えたらいいですか？

薬とサプリメントの違いをわかっている人は少ない

　サプリメントは薬ではありませんが、患者さんにしてみれば「薬のプロだからサプリメントのことも詳しいだろう」と思うのでしょう。とくにドラッグストア併設薬局では、このような質問を受ける機会は多いと思います。

　薬とサプリメントの違いなどについて、正しく理解している人はごく少数でしょう。世間の多くの人々にとって、薬もサプリメントも似たようなもの、あるいは、薬より効果が弱いので安心して飲めそう、というような認識ではないでしょうか。

　サプリメントについて質問を受けたら、まず**「どうしてそのサプリメントを飲もうとしているのか？」**について尋ねましょう。サプリメントを飲もうと思うのは、身体のどこかに不調や不安を感じているからです。サプリメントについて興味を持ったきっかけを詳しく聞き出すことで、具体的なアドバイスが可能になります。

　状況によっては治療を受けるようにすすめる必要があるかもしれませんし、食事などの生活習慣での改善点が見つかるかもしれません。あるいは、

不調そのものが服用薬の副作用による症状だった、という新しい発見も薬剤師だからこその視点です。詳しい話を聞かせてもらううちに、患者さんも「ここまで真剣に考えてくれるなら」と信頼を寄せてくれるようになるでしょう。ただ患者さんの質問に答えるだけでなく、患者さんの背景まで考えながらアドバイスをすることで、薬剤師としての知識や経験を活かすことにつながります。

「調べて答える」のは恥ずかしいことではない

患者さんからすれば、「薬剤師は薬のプロ」として質問をしているのだと思いますが、数え切れない種類のサプリメントについて、すべてを把握し理解するのは無理というもの。そんなとき、「わかりません」と答えて終わりにするのは、もったいないことです。患者さんとの信頼関係を深めるチャンスを逃すことになります。

患者さんの前で「わからないので、お調べします」と言うのが恥ずかしいと感じる人がいるかもしれませんが、わからないことをわからないと答える素直さや、調べてでも答えようとする真摯な態度に、患者さんはプラスの気持ちこそあれ、「何も知らない人だ」と非難することはまずないはずです。**「今すぐお答えはできないのですが、少しお時間をいただければ、調べてご連絡します」** などと伝えて、「患者さんのお役に立ちたい」という気持ちをあらわしましょう。

もちろん、すぐに答えられるのが一番ですから、日頃から薬のことだけでなくサプリメントや食事についての知識を深める努力も大切です。

ご存じの通り、薬とサプリメントの相互作用が問題になることもあります。「薬を基本にして、健康に関する質問には何でもお答えします」と堂々と言えるように、知識の幅を広げましょう。

サプリメントを飲みたい理由や背景を聞き出して、的確なアドバイスを心がけよう！

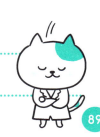

Column 3
「お大事にどうぞ」は間違い？

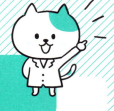

　患者さんのお見送りの際、皆さんはどんな挨拶をしていますか？　私は長年、「お大事にどうぞ」とお声かけしてきましたが、研修講師として病医院等に数多く訪れるようになって初めて、この言葉に違和感を覚えました。

　病医院で聞くことが多いのは、「お大事になさってください」「どうぞお大事になさいませ」といった挨拶言葉。「お大事にどうぞ」と言うケースはごく少ないのです。

　また、あるとき知り合いから「なんで薬局では患者に命令口調で話すの？」と聞かれました。命令口調の意味がわからず尋ねると、「お大事にどうぞ」と言われて不愉快に感じた、ということでした。そのように感じている患者さんがいるということに今さら気づき、薬剤師として長年使ってきたことを恥ずかしく思いました。

　調べてみると、たしかに正しい表現ではないことがわかりました。「お大事に」だけでも敬語表現になっているのですが、「大事にする」の動詞部分（「する」）を省略していることから、目上の人に対する敬語表現としては丁寧さに欠け、文法上も不完全です。知り合いが「命令口調」と言ったのは、まさにこの点です。

　また、本来なら文章の頭につける「どうぞ」を語尾に加えていることから、不自然さに違和感を覚える患者さんは、実はかなりいるようです。

　私だけでなく、口癖のように「お大事にどうぞ」を使っている方もいるかもしれません。患者さんに対しては「お大事にしてください」、さらに丁寧な表現の「（どうぞ）お大事になさってください」「お大事になさいませ」が適切でしょう。省略する場合でも、「どうぞお大事に」とゆっくり、やさしい口調で言えるようになりたいですね。

4章

患者さん別・服薬指導で困ったときの対処法

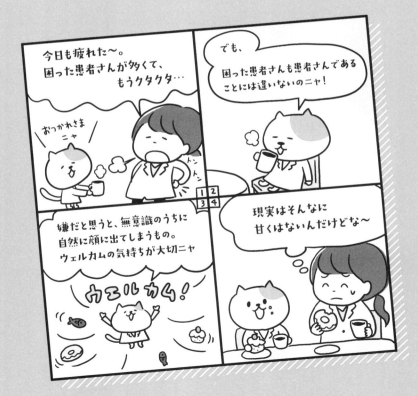

01 服薬指導の困った場面①
「病気のことは医師に話した」と言う患者さんには？

Question.

処方せんと患者さんの話す症状に食い違いがあるように感じたので、もう少し詳しく伺いたいのですが、「病気のことは医師に話しました」と言われてしまいました。同じ話を何度もしたくない患者さんの気持ちもわかりますが……。

「薬剤師にも話してほしい理由」をわかりやすく

　患者さんにとって、薬局は薬をもらうところ。お医者さんには、病気を治してもらうために具体的な症状を詳しく話すけれど、薬剤師は薬の説明だけしてくれればいい、と思っている患者さんは少なくないと思います。「医者でもないのに」「薬を見れば何の病気かわかるはずだ」と思っている可能性もあります。つまり、患者さんにしてみれば、**薬剤師が病気のことを聞く理由がわからない**のです。

　まずは、患者さんの理解を促すことからはじめましょう。最初に「病気のことは先生にお話になったのですね」と患者さんの話を肯定したのち、**「実は、処方せんの内容に気になる点があるのです。お薬を正しく飲んでいただくために、念を入れて確認したいので、もう少しお話を聞かせていただけませんか」**と丁寧にお願いします。

　ここでの大切なポイントは2つ。

　1つめは、**処方せんに間違いがある、と感じさせないこと**。「この薬剤師さんは、あの先生のことを悪く思っている」などと余計な詮索をされな

いように、言葉を慎重に選びます。

　2つめは、**お願いのスタンスで臨むこと。**「お話を聞かせてください」という言い方は、実は命令形なので、聞く人によっては失礼に感じます。そこで、「お話を聞かせていただけますか」とお願いの形にすると、相手の意向を伺う姿勢が伝わります。患者さんがかまえているようだったら、「お話を聞かせていただけないでしょうか」と否定形のお願いにすれば、より丁寧な言い方になります。

　薬剤師は医師とは違う立場で「安心して薬を飲んでもらう」「万が一の事故を防ぐ」役割を担っていることを、患者さんにわかりやすく説明しましょう。「医師も人であり、病院でもちょっとしたミスが出ることもあるので、患者さんに間違った薬が渡ってしまうのを防ぐ"最後の砦"として、気になったことを確認させてほしい」と、自分の言葉で伝えられるようになりたいですね。患者さんも「自分のため」とわかれば、極端に不愉快と感じることはないはずです。

🖋 日頃から、なんでも相談できる雰囲気づくりを心がける

　もしかしたら、「患者さんが話してくれない」のではなくて、「話したくなるような雰囲気が弱い」のかもしれません。そこで、普段から**「相談しやすい雰囲気をつくること」**を意識してほしいと思います。「薬剤師からは薬をもらうだけでいい」と思っている患者さんでも、他の人があれこれ相談している様子を見れば、なんとなく「自分も何か聞いてみようかな？」と思うもの。薬剤師と話せば、何か役に立つ情報が得られると思ってもらえれば、しめたものです。

　「急いでいるから」という理由で話をするのを嫌がる患者さんもいます。そんなときは、**「お急ぎなんですね、では手早く済ませますね」**と共感を示して要望に応え、信頼関係づくりからはじめましょう。

「万が一の事故や間違いを防ぐため」という確認の理由を、わかりやすく説明しよう！

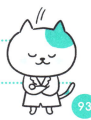

02 服薬指導の困った場面②
「この薬は効かない」と言う患者さんには？

Question.

処方された薬に対して「効いてない気がするからいらない」と言う患者さんへの応対に困ることがあります。「患者さんがいらないと言うから」と処方医に伝えるのもどうかと思いますし、患者さんご自身が処方医と相談されるのがいいと思うのですが……。

「飲みたくない理由」を引き出す

相談者さんが言う通り、「患者さんがいらないと言っています」とそのまま医師に伝えるのでは、薬剤師の役目が果たせていないと言えるでしょう。患者さんの言葉を受けて、なぜ飲みたくないのか、という理由を引き出すことこそ、薬剤師の務めです。

「効いてない気がする」と言われたら、まず、どうしてそう思うのかを詳しく聞いてみましょう。たとえば、高血圧や糖尿病の治療を続けていて、正常値を維持できている患者さんが、数字が安定していることを「変化がない」＝「薬が効いていない」と自己判断しているというもの。

継続服用の場合、1回や2回の飲み忘れで急に症状が悪化することはほとんどないため、「すっかりよくなった」「もう飲まなくても大丈夫」と思ってしまう患者さんも少なくありません。患者さんのこのような考えを引き出せたら、**「症状や数値が安定しているのは薬が効いている証拠です」**と継続服用による効果であることを説明しましょう。

薬を飲み続けることの大変さを思いやって、**「薬を続けるのを面倒に感**

じることもあると思いますが、飲んでいるからこそ症状が落ち着いているので、このまま続けてください」と納得してくれるまで説明します。

また、薬代が高くなるのを気にしている場合も考えられます。一度だけならともかく、服用が長引くと困る、と感じて不安に思っているのかもしれません。患者さんの意向を汲み取ることができたら、後発医薬品や代替薬を提案するなど、医師と相談して対策を考えましょう。

医師への情報提供も忘れずに

長期服用の患者さんの場合、飲み忘れなどで残薬がたまっているケースも少なくないと思います。「残み忘れがわかると、医師に叱られるのではないか」と考える患者さんは多いもの。そのため、医師に直接言わず、薬局で「いらない」と言うのです。

そこで、**「飲み忘れがないように、きちんと説明できなくて申し訳ありません」と薬剤師の側から言えば、患者さんは自分が責められるのではないかという不安から解放されます。**そのうえで、残薬の数量を確認して、医師に残薬の報告と処方変更の相談をするといいでしょう。

ここで大切なのは、**どうして飲み忘れてしまうのか、といった理由を考える**こと。たとえば、朝食を食べないという患者さんは「毎食後」の朝の分を忘れる可能性が高くなります。「処方は勝手に変えられないから医師に直接言ってほしい」と思わず、薬剤師に相談してくれる患者さんの気持ちを汲んで「飲みたくない」理由を一緒に考えれば、解決策が見えてきます。

飲み忘れの理由などがわかり、治療に影響を及ぼすと考えられる場合は、速やかに医師に情報提供します。患者さんから生の情報を引き出し、医師にフィードバックすることで、患者さんと医師とのコミュニケーションをサポートすることになります。的確な情報提供は、医師が薬剤師を信頼するきっかけにもなるのです。

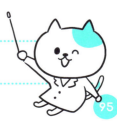

> **Hint**　「飲みたくない」理由や患者さんの本音を聞き出し、一緒に対策を考えよう！

03 服薬指導の困った場面③
間違った情報を信じている患者さんには？

Question.

「以前、他の薬局で『この薬は長期間飲み続けると身体によくない』と言われたから」という理由で、処方された薬を受け取ることを嫌がる患者さんがいます。患者さんが薬について間違った情報を信じてしまっている場合、どうしたらいいですか？

💬 間違いを指摘すると、自分が否定されたと感じることも

　ここでは、他の薬局で言われたことを信じている、つまり、その患者さんにとっての信頼度は「他の薬局」のほうが上というところがポイントです。他の薬局の話を信じている状態で、いきなり「そんなことはないですよ」などと言えば、患者さんは反発を覚えるでしょう。間違いを指摘されたり、信頼している情報を否定されると、患者さん本人を否定しているように受け取られてしまいかねません。

　このようなケースでは、**話題を変えて話を続けてみましょう**。まずは、「そうですか、身体によくないと言われたんですね」と患者さんの話を受けとめます。その後、「ところで、他に薬は飲んでいますか？」「食事は1日3回、食べていますか？」など、何でもいいので話題を変えて会話を続けます。その中で、たとえば「朝食を食べないから朝の薬を飲むのを忘れがち」などの情報を引き出すことができれば、それに対するアドバイスを行ないます。

　こうしたやりとりを何度か続けていると、患者さんは「この人は私のためにいろいろ考えてくれている」と思うようになります。

くれぐれも、**患者さんの話を否定することがないように、話の流れに気をつけてください。**一度でも否定されると、その印象が残って、素直に話を聞いてくれなくなる可能性があるからです。

　最終的に「他の薬局では、こんなに丁寧に話を聞いてくれなかった」と感じてもらえれば、処方薬についても「この人が言うなら、本当に大丈夫なんだろう」と、素直に受け入れてくれるようになるでしょう。

🔖 あいまいな点を掘り下げて、患者さん個々に合った情報提供を

　また、他の薬局の情報が正しくても、それを患者さんが間違って解釈しているケースもあります。「長期間飲み続けると身体によくない」の「長期間」がどれくらいの長さなのか、「よくない」というのは具体的にはどんな状態になるのか、患者さんの考えを深く聞き出すことで、間違った思い込みや勘違いだとわかる場合もあります。

　これと似たようなケースでは、テレビや雑誌の健康情報をうのみにしてしまう患者さんの例があげられます。**テレビや雑誌の情報はあくまでも一般的なもので、すべての人に当てはまるわけではない**ということをしっかり説明しましょう。効果が出る人がいる一方で、副作用が出る人もいる、と冷静に理解してもらうことが大切です。

　そのうえで、「私は薬のプロとして、患者さん一人ひとりに合ったアドバイスをしています」ということをアピールできれば、患者さんの安心・信用を得ることにつながり、薬局への信頼度も高まっていくはずです。

まずは、会話の中で信頼関係を築くことから。
患者さんの話を否定しないように気をつけよう！

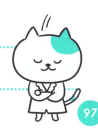

04 服薬指導の困った場面④
副作用を恐れて薬を飲みたがらない患者さんには？

Question.

患者さんに「以前、飲んでいた薬の副作用で体調が悪くなったことがあり、できれば薬は飲みたくない」と言われてしまいました。詳しく聞いてみると、そのときの薬と今回の薬はまったく違うもので、副作用が出ると決まったわけではないのですが……。

患者さんの気持ちをしっかり受けとめる

　薬に対する不信感を持っている患者さんは意外と多いものです。質問の患者さんのように、副作用で体調が悪くなった経験がある場合はなおさら、その思いが強いはず。そこでまず大切なのは、体調が悪くなった経験、苦しかった当時の思い、薬に対する不安や嫌悪感をしっかり受けとめ、共感することです。

　共感を示すことなく、「この薬は、副作用が出た薬とは別のものですから大丈夫です」などといきなり説明をはじめてしまうと、意見を押しつけられたような気持ちになり、すんなり受け入れてもらえません。まずは患者さんの気持ちに寄り添い、「大変でしたね」「おつらかったでしょう」「そんなことがあったんですか」などと共感する。そのうえで、具体的に話を聞いて、何が不安なのかを受けとめることで、「この薬剤師さんは私の気持ちをわかってくれた」と感じ、患者さんの気持ちに安心が生まれます。それから本題に入ると、患者さんが聞く耳を持ってくれるのです。

　この場合は、**「副作用の経験がおありで不安だと思いますが、今回の薬は**

以前、副作用を経験された薬とは働きが違うので、まずは一度試してみませんか」というように服用を促してみましょう。「心配だと思いますが」というように、不安な気持ちを受けとめる言葉を添えることが大切です。飲みたくないという気持ちを理解してくれたと感じた患者さんが「この人の言うことを信じて、飲んでみよう」と思う可能性が高まります。

一人ずつの患者さんに合わせた情報提供を

　副作用とひと言で言っても、症状のあらわれ方などは個人差が大きく、同じ人であってもその日の体調や生活環境によって症状の出方もまちまちです。「飲んでみなければわからない」というのが実際のところですから、対応には気をつかいます。患者さんが副作用の不安について医師に話していないケースもありますから、その場合は医師に相談することも考えましょう。服用量を減らしたり、頓服処方に変えたり、状況によっては処方から外すこともあるかもしれません。

　どうしても処方から外せない場合は、「飲むのが嫌だというお気持ちはよくわかりました。ご不安もおありでしょうが、治療のためにはこの薬がどうしても必要なんです」と、理解してもらえるように慎重に言葉を選んで説明します。その際、**副作用の可能性を数字で伝えたり、具体的な症状や副作用が出た場合の対処方法を教える**など、患者さんの生活環境に合わせて細かいところまで情報を提供します。

　人は知らないことがあったり、どうすればいいかわからない状況に対して強く不安や恐怖を感じます。「ご質問があれば、何でも聞いてください」と声をかけ、リスクやデメリット、対処法方などを納得のいくまで伝えましょう。なお、説明の際、**丁寧さを心がけるあまり、患者さんの不安や恐怖心をあおることがないように、くれぐれも言葉の選び方や言い回しに気をつけましょう。**

 患者さんの不安な気持ちに共感することからはじめよう！

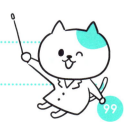

05 服薬指導の困った場面⑤
疑義照会を嫌がる患者さんには？

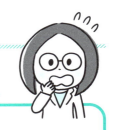

Question.

以前、疑義照会をしたとき、かなりお待たせしたようで、いくら説明しても疑義照会は「必要ない」の一点張り。しまいには「別の薬局に行くから処方せんを返せ」と大声を出して、薬局を出て行かれました。どのように対応したらよかったのでしょうか。

疑義照会の目的をしっかり伝える

　疑義照会を嫌がる患者さんは、どの薬局でも少なくないと思います。患者さんが疑義照会を嫌がる理由は人それぞれですが、今回のケースでは理由が明らかです。「以前に長時間待たされたことがある」ために、「また長く待たされるのはこりごり」という気持ちです。そこで、患者さんの気持ちを推察して共感を示しながら、疑義照会の目的やメリットを丁寧に説明します。

　「前回の疑義照会では、お急ぎのところ長くお待たせしてしまい、申し訳ありませんでした」と過去の経緯に触れてから、何のために疑義照会する必要があるのかを伝えます。患者さんの心情を思いやって、丁寧かつ手短な説明を心がけましょう。

　疑義照会は患者さんのために行なうもの。でも、患者さんからしてみれば、医師が処方した処方せんについて問い合わせすること自体、不快に感じる場合もあるようです。**疑義照会することで、患者さん自身にどのようなメリットがあるのか、疑義照会しなければどんなデメリットや不都合が**

生じる可能性があるのかについても、伝えましょう。どんなに急いでいたとしても、自分が飲む薬について必要な作業と納得してもらえれば、むやみに拒否されることもなくなるはずです。

患者さんに安心して薬を飲んでいただくために行なうのが疑義照会。とは言っても、実際に時間がかかるのも事実です。間違えても、詳しい説明もなく、事務的に「医師に確認しなければ、お薬をお渡しできません」などと一方的に言うのは控えましょう。

今回のケースのポイントは、**「どれくらい時間がかかるか」をあらかじめ伝える**ことです。人はどれくらい時間がかかるかわからない状態で待たされることに、不安を感じるものです。近隣の医療機関でいつも処方せんを受けている場合は、およその予想ができると思います。「○分ほどお待ちいただけますか」とあらかじめ時間を提示できると、患者さんも「○分くらいなら待ってもいい」と心に余裕が持てます。長くかかるようならその旨を伝え、用事を先に済ませてもらったり、後で薬をお届けしたり、取りに来てもらうといった提案をしてもいいでしょう。

薬剤師の職能を発揮して、堂々と疑義照会する

高齢の患者さんによく見られるのが、疑義照会をすることで、医師に嫌われてしまうのでは、と心配するケース。また、疑義照会は薬局や薬剤師のための作業と思い込み、自分のためにならないのに待たされて時間の無駄と思っている患者さんもいます。**疑義照会は、患者さんのための大切な作業**と理解してもらいましょう。

疑義照会で、調剤料や指導料等が加算されるなどして、薬代が上がってしまった経験のある患者さんもいるかもしれません。**「薬代の心配はごもっともですが、正しくお薬を飲んでいただくことが一番大切です」**と患者さんの心配に共感を示し、差額を提示しながら説明しましょう。

疑義照会は、薬剤師の職能を発揮する場。
照会の目的を伝えて、理解を促そう！

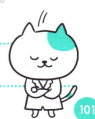

06 服薬指導の困った場面⑥
何度も聞き返してくる高齢の患者さんには？

Question.

高齢の患者さんとの関わり方に自信がありません。投薬中に何度も聞き返されてしまったり、わかりやすく伝えたつもりなのに、あまり納得していただけないことも……。

💬 高齢の患者さんには、わかりやすい大きな笑顔で！

　高齢の患者さんと話が通じないことは、少なからずありますね。患者さんが何度も聞き返すのは、**本当に「わからない」から、あるいは「耳が遠くて聞こえにくい」から**だということを理解しましょう。決して相手を非難したり、わかりにくいと思っているわけではないのです。「高齢の患者さんだから、すぐにわからないのは仕方ない」と割り切り、余裕を持って接する気持ちが大切です。

　もちろん、説明がわかりにくくて聞き返されるという可能性もありますが、服薬指導は経験を重ねることで上達していくものなので、「私の説明が下手だから」と落ち込まないでほしいと思います。

　そうは言っても、何度も聞き返されると説明の手間もかかるし、混雑している時間帯などでは周囲の目も気になりますよね。高齢の方であってもスムーズに理解してもらえるに越したことはありません。そこで、まず心がけたいのが笑顔です。**高齢の患者さんに対してはいつもの5割増しのつもりで、オーバーアクション気味に、わかりやすく大きな笑顔**を意識しま

す。ニコニコ笑顔で対応するだけで患者さんに安心感が生まれます。高齢の方は普段から聞こえづらかったり、わからない言葉があったりして不安を感じることが多いため、目の前の相手が笑顔で余裕を持って話をすると、安心して聞くことができるのです。反対に、笑顔がないと、高齢の方は相手が怒っていると解釈して、心を閉ざしたり不安に感じてしまいがちです。そうなると、何度くり返して説明しても、まるで耳に入らなくなってしまいますから、注意が必要です。

　また、患者さんと対面するときに気をつけていただきたいのがマスクです。今では、季節を問わずマスクをつけて患者さん応対をしている場面を多く見かけますが、本人がいくら笑っているつもりでも、口元が隠れていては笑顔かどうか見分けがつきにくいもの。とくに耳が悪い方は、言葉を理解するために話している人の唇の動きも見ているため、**高齢の患者さんと話す際はできるだけマスクを外す**といいでしょう。どうしてもマスクを外せない場合には、目元で笑顔を表現できるよう、普段から鏡を見て笑顔チェックを行ないましょう。

🎵 真の"おもてなし"は相手に合わせた言葉で話すこと

　高齢になると高い音を認識しにくくなると言われます。そこで、高齢の方と話すときは、**いつもより声のトーンを少し落として、話すスピードも相手に合わせてゆっくりめ**がいいでしょう。相手の反応を見て、理解できたかどうか、ひとつずつ確認しながら話を進めます。

　もうひとつ注意してほしいのが、言葉づかいです。丁寧に話そうとするあまり、回りくどくなりすぎることもあるようです。高齢の患者さんの場合、尊敬語や謙譲語を交えて話すと「何を言っているのかわからない」とクレームになるケースも。高齢の方に限りませんが、患者さんとの会話では、**相手が使う言葉より"少しだけ"丁寧な言葉づかい**にするのがポイントです。

相手が理解できる言葉を使うのが
真のおもてなし！

07 服薬指導の困った場面⑦
薬の使い方を間違ってしまう患者さんには？

Question.

何度説明しても、薬を自己流で飲んでしまう高齢の患者さんに困っています。飲み方を大きく書いたメモを渡したり、外用薬の場合は薬局の中で一緒に使ってみたりとさまざまな方法を試したのですが、一人になると、わからなくなってしまうようで……。

😌 欲張らずに、ひとつずつクリアしていく

　相談のように用法を間違えてしまう患者さんは、実際にかなりの数いると思われ、多くの薬局で対応に苦慮していることでしょう。質問者さんも「さまざまな方法を試してみた」とあることから、当然、一包化や口腔内崩壊錠（OD錠）、テープ剤への切り替えなど、あらゆる工夫や、飲み方・使い方も何度も練習したことと思います。

　今回のような患者さんへの対応では、**大切なことから順番にひとつずつ伝える**といいでしょう。伝えたいことが複数あったとしても、あれもこれもと欲張らず、ひとつに要点を絞って伝えます。

　その際、**「こんな簡単なこと」「これくらい、誰でもできるはず」というような思い込みはいったん外します**。目の前の患者さんの理解度や判断基準に合わせて、少しずつクリアすることをめざします。

　何度説明しても、用法や使い方が守られないという場合は、医師に相談して早めに対策を練りましょう。医師がめざす効果は用法用量が守られてこそ発揮されますから、それが困難であれば、治療計画そのものを立て直

す必要があります。

　医師へのフィードバックがなされていなければ、「正しく服用できている」と判断され、増量や処方追加などの処方変更につながりかねません。患者さんは医師の前では本当のことを言わない可能性もありますし、服用状況については医師が的確に判断するのは難しいと言えます。

　薬については、薬剤師のほうが患者さんの本音を聞き出しやすい立場にあるはず。患者さんとのやりとりの中で、医師に伝わっていない情報だとわかれば、迅速に情報提供する。薬物治療は、医師が患者さんの状態を正しく知ることが何より大切であり、薬剤師は双方の間に入ることで治療に貢献できるのです。

ご家族や他職種との連携を

　医師はもちろんのこと、状況によってはご家族やヘルパーさんなどの協力を仰ぐことも考えましょう。**薬に関わることだからと薬剤師が一人で抱え込む必要はありません。**大切なのは、患者さんに正しい薬物治療がなされること。周囲のすべての人が協力して、チームとなって治療にあたることです。

　とくに高齢者の場合、身体機能や判断力の低下によって小さなミスが大きな事故につながる可能性も。問題を自分だけで抱え込まず、早めに適切な窓口につないで、情報共有することも大切です。

　ご家族やヘルパーさんと話すことで、患者さんの話からはわからなかった問題に気づくこともあるでしょう。薬剤師が精一杯力を尽くしたとしても、家族や身近な人にしかわからないこともあるのです。

　困ったとき、周囲の人の力を借りることは決して恥ずかしいことではありません。なかなか状況が改善できないと感じたら、早めに他職種や周囲の人々との連携をはかりましょう。

患者さんの薬物治療を滞りなく進めるため、困ったときは迷わず他職種との連携を！

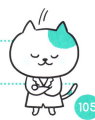

08 いつも不満ばかり言うお客さんには？

服薬指導の困った場面⑧

Question.

OTC医薬品やサプリメントをよく購入されるお客さま。前回購入した商品について、「箱の角が少しつぶれていた」「あのサプリはまずかった」など、対応しづらい内容の小さな不満ばかり言われます。どのように応対したらいいですか？

💬 小さな不満は、実は不満ではないかもしれない

　相談内容は一見するとクレーム応対のようでもありますが、私はすぐに「とてもいいお客さんだなぁ」と思いました。考えてみてください。相談には「小さな不満」と書かれていますが、本当に不満を感じているのであれば、他のお店に行けばいいこと。近くに相談者さんのお店しかないなどの理由があるのかもしれませんが、それにしてもわざわざ気に入らないお店に通い続ける必要はないはずです。

　それにもかかわらず、**たびたび買い物に来てくださるということは、相談者さんのお店を気に入っているお客さま、さらに言えば、上得意さま**でもあります。話している様子を実際に見ていないので確かなことは言えませんが、そのお客さんは不満を言っているつもりはないのかもしれません。

　たとえば、話をするときにいつも否定的な表現を使う人や、マイナス思考の人、あるいは、もともとの表情が怒ったように見える人がいます。このお客さんも、ただ軽い気持ちで、感じたことを口にしているだけで、店員さんとの会話の糸口を探して、お店で買った商品の話題を持ち出してい

るのかもしれません。

🖊 どんな言葉にも、思いやりを乗せて提案やアドバイスで返す

　もし本当にクレームだとすれば、当然ながら真剣に受けとめ、対策を講じる必要があります。しかし、たとえば笑いながら言われたり、会計をしながら気軽に話しかけられた場合は、コミュニケーションの一環くらいに考えて、お客さんの話し方に合わせて気楽に返事をしてもいいと思います。

　質問のように「箱の角が少しつぶれていた」と言われれば、「それは申し訳ありませんでした。中身は大丈夫でしたか？　並べるときは気をつけますね！」とさらりと笑顔で返す。「あのサプリはまずかった」と言われれば、「そうですね。あのサプリは少し苦いかもしれません。サプリメントはお菓子ではないので、苦いものもあるんです。説明が足りずに申し訳ありません」と謝罪しつつも、にこやかに説明を加える。

　他業種の人からは、薬剤師はまじめな人が多いと言われますが、実際に相手のちょっとした言動にも敏感に反応して、必要以上にかまえてしまうところがあるように思います。人によって得手不得手はあると思いますが、**「小さな不満」を「ほんもののクレーム」にしないように、うまくかわすことも接客の現場では大切**なこと。考え方によっては、ここでクレームとして受けとめて本格的な謝罪をすることで、お客さんは「そんなつもりはなかったのに」とショックを受けてしまうかもしれません。

　「クレームを言う嫌な客だと思われたらどうしよう」「なんだか行きにくくなった」などと感じさせないためにも、お客さんの表情や身振り手振りをしっかり観察する習慣をつけるといいでしょう。

　お客さんが新商品の購入を迷っていたら、「こちらは粒が大きめです。飲み込みが不安でしたら、小さい粒の商品もあります」というように、先回りして想像し、アドバイスができると信頼が深まります。

> **Hint** 小さな不満は、好意の裏返しのことも。クレームにしないよう、新しい提案でさらりと返そう！

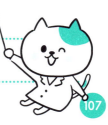

09 服薬指導の困った場面⑨
薬の銘柄変更が納得できない患者さんには？

Question.

医師からの指示で銘柄を変更した薬があるのですが、患者さんに「これまでの薬で問題なかったのに、どうして変更になるのですか？」と言われました。「先生の方針で」と伝えても、「私には前の薬のほうが合うと思う」と、納得できない様子です。

説明がなかった場合は医療人代表として謝罪を

　薬剤師や医師にとって、銘柄変更は決して珍しいことでも何でもありませんが、患者さんにしてみれば、新しいことに不安はつきもの。病院側の都合で変更になる場合も多いことから、患者さんへの丁寧な説明が必要なのですが、今回はその配慮が行き届かなかったケースのようです。

　状況によって対応が分かれますが、まず、患者さんが医師から説明を受けていない場合について考えてみます。患者さんからすれば、何も説明されていないのに突然違う薬に変われば、驚いたり動揺したりするのは当然のこと。もし、症状が安定していたのであれば、なおのこと不審や不安に思うことでしょう。

　可能であれば、医師からひと言でも説明がほしかったところですが、医師も忙しくて説明を忘れたのかもしれませんし、単にうっかりしていただけかもしれません。そうなれば、薬剤師としては、医師の代わりに誠意を持って患者さんに説明にあたるしかありません。「なんで私が説明しなくちゃならないの？」と不満に思う気持ちもあるかもしれませんが、**ここは**

チーム医療の一員として、丁寧にお詫びすることからはじめましょう。そうすることで、患者さんも「自分の気持ちをわかってくれた」とモヤモヤが晴れ、その後の説明を受け入れやすくなります。

患者さんの本音を探る

　もうひとつ考えられるのは、患者さんが医師から変更の説明を受けている場合。説明されたにもかかわらず、医師の前では言いたいことも言えず、でも納得できないために、薬局で訴えるケースです。医師に対して遠慮したり緊張したりして、何も言えないという患者さんは大勢います。「わからないことを聞くのが恥ずかしい」「質問すると、忙しい医師に迷惑をかけるから言わない」「うるさい患者だと思われたくない」というような理由をよく聞きます。「薬を変える理由を教えてほしい」といった思いを医師に直接言えなかった患者さんが、「薬剤師になら言えるかも」と勇気を出して本音を言ってくれたとしたら、それはうれしいこと。薬剤師が相談しやすい相手として選ばれたということを誇りに思って、患者さんの話をしっかり受けとめてほしいと思います。

　患者さんがただ不安を感じているということであれば、銘柄変更薬について詳しく説明しましょう。口頭だけでは納得できない様子であれば、**比較表を用意するなどして視覚情報を使って説明すると安心してもらえます。**薬代の不安を抱える人には、価格比較表があるといいですね。

　また、過去に副作用を経験したことがあり、「新しい薬を飲むのがこわい」と感じている可能性もあります。その場合はよりいっそう丁寧に説明します。一方的に「成分が同じだから大丈夫」と押しつけることがないように気をつけましょう。医療者の常識は患者さんには通用しませんから、銘柄変更に限らずどんなささいなことであっても、心から納得してもらえるまで丁寧に説明することが大切です。

「成分は同じ」という説明だけでは不安は消えない。
患者さんの本音を引き出して説明しよう！

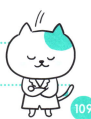

10 服薬指導の困った場面⑩
後発医薬品を嫌がる患者さんには？

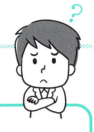

Question.

後発医薬品を出すと、投薬の際に必ず、先発医薬品への変更を頑なに希望される患者さんがいます。こうした場合、上手に説得する方法はあるのでしょうか。

🍘 先発品を希望する理由を探る

　後発医薬品については、医療費削減を目標として国の方針で普及が進められています。今後もその流れは変わらないことから、患者さんへの後発医薬品についての説明の機会は引き続きあると思われます。

　まずは患者さんが「先発医薬品を希望する」理由を丁寧に探っていくことからはじめましょう。患者さんが後発医薬品を嫌がる理由はいろいろ考えられます。あらかじめいくつかのパターンを想定し、それについての答えを用意しておくと、落ち着いて説明ができます。

　たとえば、過去に他の後発医薬品を使ったことがあり、副作用でつらい思いをした。味がまずくて、飲むのに苦労した。錠剤が大きくて飲み込みが大変だった、というようなネガティブな記憶が残っている場合。一度でも後発医薬品に対して嫌なイメージを持ってしまうと、すべての後発医薬品に不信感を抱き、全部がよくないと思いこんでしまう傾向があるものです。じっくり話を聞いて「それは大変でしたね」と共感を示しながら、「今回の薬は、以前お使いになったものとは違う後発医薬品です」などと、と

きには実物を見せながら説明しましょう。

　一方、「なんとなく変えたくない」という患者さんも多いと思います。この場合は「先発医薬品のほうがよく効くような気がする」「長く飲んでいる先発医薬品のほうがなんとなく安心」というような漠然とした理由が多いはず。**「国の方針で積極的に後発医薬品を使うことになっています」「医療費削減のため、後発医薬品の使用がすすめられています」**と納得してもらえるまで説明しましょう。

　それでも「なんでわざわざ使ったことのない後発医薬品に変えなければならないのか」と納得しない場合、一方的に理屈を説明しても「無理やり押しつけられている」とますます反発される可能性もあります。**「そうですよね、飲み慣れた薬のほうが安心ですよね、お気持ちよくわかります」**と患者さんの持って行きようのない不安に寄り添いながら、クッション言葉を入れて**「もしよろしければ、まずは一度試してみませんか」**とすすめてみましょう。

🔖 メリットをきちんと伝える

　後発医薬品に関しては、とかく薬代が安くなることが強調されがちです。すると、むしろそこがひっかかって、「私は高い薬のほうが安心」と言われる場合もあるでしょう。この場合は、**「効果が同じで薬代が安くなるうえに、飲みやすくする工夫もされていて、いい面がいくつもあるんですよ」**などと説明します。このとき、服用回数が少なくなる、錠剤が小さくなる、飲みやすい味、剤形の変更など、後発医薬品のメリットを具体的に伝えます。ただ言葉で伝えるより、比較資料や実物を見せながら説明すると、違いがわかりやすく効果的です。

　また、**「お忙しいと思いますが、もう少し詳しく説明させていただきたいのですが、お時間よろしいですか」**と患者さんの都合を気づかう言葉をはさむと、聞いてみようと思ってもらいやすくなります。

> **Hint**　「変えたくない理由」を
> しっかり聞き出すことが大切！

4章　患者さん別・服薬指導で困ったときの対処法

11 服薬指導の困った場面⑪
変更不可の処方せんで後発医薬品を希望されたら？

Question.

「後発医薬品への変更不可」という記載のある処方せんを持ってこられた患者さんが、「後発品は安いと聞いたから」という理由で、後発医薬品を希望されることがあります。このような場合の応対や説明の方法について、教えてください。

先発品と後発品の違いをわかりやすく説明する

　後発医薬品については、処方医の治療方針や治療経過、また処方元の医療機関の考え方などにより取り扱いが大きく分かれています。患者さんの希望を優先するならば、疑義照会するのもひとつの手ではあります。しかし、「変更不可」の指示があるところに問い合わせをするとなると、医師の処方権に抵触する可能性もあるため、慎重さが求められます。日頃から連携が十分にとれている場合であれば、問い合わせしてもいいかもしれません。

　今回のケースでは、患者さんの意向を受けて、どのように対応するかが問題です。理屈で「変更はできません」とだけ伝えるのでは、患者さん側は納得できないどころか、薬局に対する不信感を募らせてしまうかもしれません。ここはしっかり説明する必要があるでしょう。

　薬剤師からすれば、先発品と後発品の違いは周知の事実ですが、患者さんには「ただ名前が違うだけ」「メーカーが違うだけ」くらいに思っている人もいます。適応や用法、剤形の違いなどは思いもよらず、「まったく同じ薬で、値段だけが違う」と思っている人も少なくありません。まずは、

ここから説明をはじめましょう。

説明の際は、先発品と後発品の比較をまとめた表やグラフを資料としてあらかじめ用意しておき、**患者さんに資料を見せながら説明するとわかりやすい**と思います。

違いについて理解してもらったうえで、「安い後発品を希望されるお気持ちもわかりますが、先生が先発品を指定するのには、きちんとした理由があると思います」とメリットやデメリットについて詳しく説明します。患者さんの気持ちに共感を示しながらも、適切な説明を加えることで、患者さんが安心して治療を継続できるようなサポートの姿勢で臨みましょう。

医師に相談しやすくなるコツをアドバイスする

今後も継続して服用することが予想される薬であれば、**「後発品に変更できるかどうか、次の診察時に医師に相談してみてください」**とアドバイスしてもいいと思います。症状が安定したら可能かもしれませんし、患者さんの希望を受けてOKの指示が出るかもしれません。

患者さんの中には、遠慮してしまい、「どうしても自分からは医師に言いだせない」という人もいます。その場合は、後発品使用を推奨するパンフレットなどを渡して、**「次回、これを先生に見せて、話を切り出すきっかけに使ってください」**とアドバイスしてもいいでしょう。

「変更不可」の取り扱いについては、医師と患者さん双方の言い分があり難しいところですが、患者さんには納得して服用を続けてほしいと思います。近隣の医師の後発品に関する考え方を聞いておくなど、日頃から医療機関との連携を密にして情報収集を怠らず、患者さんの要望にも真摯に対応する姿勢を持ち続けてください。

> **Hint** 後発医薬品の特徴や、医師の処方意図をわかりやすく説明しよう!

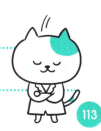

Column 4
薬剤師のイメージ

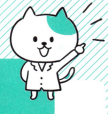

　私が薬剤師の医療接遇コミュニケーションコンサルタントとして全国各地の医療機関を訪れると、研修担当の方からよく言われることがあります。それは、「薬剤師さんって、おとなしいですよね」というもの。さすがにもう慣れましたが、最初の頃は、同じようなことを何度も言われるので驚きました。

　講師業をはじめた頃は、薬剤師ではない講師の先輩たちから、「村尾さんはまじめだからね〜。薬剤師さんだものね」ということもたびたび言われました。そのときは「薬剤師は関係なくて、私の性格によるものでしょう」「私はまじめじゃないけどね〜」などと心の中で反論していましたが、私のことはさておき、一般の人から見ると「薬剤師＝まじめ」というイメージがあるのは確かなようです。

　かかりつけ薬剤師や健康サポート薬局といった制度ができ、薬剤師が今まで以上に世の中に必要とされる時代になってきました。薬局の現場でも6年制を卒業した薬剤師が増えてきて、活動の場が広がっているこの時代だからこそ、従来とは異なるイメージの薬剤師がもっともっと出てきてほしいと願わずにはいられません。

　従来の「おとなしい」「まじめ」といったありきたりのイメージを吹き飛ばして、「薬剤師＝明るい」とか「活発」「頼りになる」「積極的」、もしくは「面白い」「楽しい」といったイメージが先行するようになれば、患者さんや他職種とのつながりも、もっと広がっていくと思います。他者からのイメージや従来からの型にはまらず、個性を発揮してのびのびと、患者さんのために各自の持つ資質を存分に活かしてほしいと思います。

5章
とっさのときでもあわてない クレーム応対

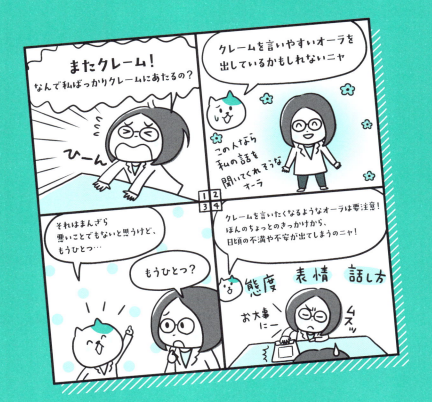

01 待ち時間のクレーム①
待ち時間が長引いてしまったら？

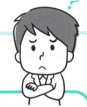

Question.

私が勤める薬局は薬剤師が少なく、患者さんをお待たせすることが多いです。それを不満に思っている患者さんもいて、「いつも時間がかかるわね」とイヤミのようなことを言われることもあります。そんなときにかける、いい言葉はありますか？

😊 待ち時間でイライラさせる前に先手を打つ

　待ち時間の問題は、病院や薬局にとって永遠の課題と言えるでしょう。どんなに急いで作業をしても、混んでくれば、必ず待ち時間は生じます。医療者側も好きこのんで待ち時間をつくっているわけではないので、愚痴やイヤミを言われようものなら、ついつい「こんなに急いでやっているのに」「混んでるのだから、仕方がない」と思ってしまいがち。

　しかし、これはＮＧです。患者さんをお待たせしているのは事実ですから、「お待たせして申し訳ない」という気持ちで接するのがマナーです。とくに、自分自身も忙しい思いをして大変だと感じているところに、患者さんから「早くして」と急かされると、**「私もがんばってるのに、もういやだ」という胸の内が表情や態度に出てしまう**ことがあるので、十分気をつけましょう。

　待ち時間対策のポイントは、できるだけ患者さんに不快な思いをさせないようにすること。**不満が出てから対処するのではなく、患者さんが不満に感じる前に、そのような気持ちにさせないような工夫をしましょう。**たとえば、待ち時間がどれくらいかかるかわからないまま、ただ待たされる

という状況では、人は不安を覚え、不満やイライラ、ときには怒りを募らせます。そこで、**待ち時間が長くかかりそうだとわかるときは、あらかじめ伝えておく**とイライラ予防に効果的です。

このとき、「○分くらいかかります」と時間を伝えるだけでなく、**「○分くらいかかってしまいそうなのですが、お待ちいただけますか？」**というように、質問やお願いする形で伝えると、より一層効果があります。質問や提案に対して、患者さんが確認して返事をするということは、待つかどうかを患者さん自身が選択したことになります。**人は選択できる立場、つまり優位に立つことで不満が生じにくくなる**のです。

また、あらかじめ「○分くらいかかる」とわかれば、その間に買い物や用事を済ませるなど、自分で時間の使い方を考えることができます。自宅や職場が近いのであれば、いったん自宅や職場に戻ってから、後で取りに来るという選択肢も出てきます。待ち時間の有効利用について考えることは、患者さんへの思いやりのあらわし方のひとつだと思います。

「謝罪の言葉」＋「将来に向けた提案」を

患者さんからクレームを受けると動揺してしまって、「申し訳ございません」だけをくり返してしまうことがあります。患者さんにしてみれば、ただ謝られるだけでは気持ちがおさまりません。何に対して謝罪しているのか、これからどうなるのかをはっきりわかるようにしなければ、かえって二次クレームにつながりかねません。

日頃から、**「できるだけお待たせしないように努力しておりますが、お急ぎの際はあらかじめお声がけください」「処方せんは４日間有効です。○曜日のこの時間は毎週混むのですが、○曜日でしたら比較的空いていますので、ご利用ください」**など、待ち時間対策についての将来的な提案ができれば、「患者さんのために、真剣に改善しようと考えている」という意思を伝えることができます。

Hint　待ち時間を有効利用してもらう方法を、複数提案しよう！

02 待ち時間のクレーム②
薬をお渡しする順番を説明するときは？

Question.

患者さんに薬をお渡しする順番が逆になり、「私のほうが先に来ていたのにおかしい。処理を忘れていたのではないか」とクレームを受けました。薬の内容によって順番が前後してしまうこともあるとはお伝えしたのですが……。

🗨 目安となる具体的な待ち時間を伝える

　処方内容によって順番が前後することは薬局ではよくあることなので、相談のようなケースも少なくないと思います。「順番が前後することがありますので、ご了承ください」という張り紙をしている薬局も多いと思いますが、いくら張り紙があったり、口頭で説明されても、薬局内の事情がわからない患者さんにとっては納得できないことなのでしょう。

　対策としては、処方せんを受け取った段階で待ち時間がどれくらいかかるかを素早く判断し、**長くお待たせしそうな場合はあらかじめ目安となる待ち時間を伝えて、予防線を張っておく**方法があります。

　すでにお伝えした通り、人は、どれくらい時間がかかるのか、なぜ時間がかかるのかわからない状態で待たされると、とても不快に感じます。そこで、複雑な処方の一包化や薬の取り寄せなど、時間がかかりそうだとわかった段階ですぐに状況を説明します。

　このとき、**「今日はパックする処方の患者さんが続いて、すでにお二人にお待ちいただいています。申し訳ないのですが、お薬ができるまで1時**

間ほどかかってしまいそうです」などと、具体的な理由と待ち時間の目安を伝えると納得してもらいやすくなります。

　処方せんを見てすぐにこれらを予測するには経験と訓練が必要ですが、待ち時間の短縮はどの薬局でも大きな課題です。経験を積んで、素早く判断できるようになりましょう。

調剤室業務の「見える化」を進める

　患者さんにとって、調剤室の中は未知の空間。薬剤師の仕事について、「棚から薬を出して、数を数えて患者に渡すだけ」と思っている人が多いのも事実です。ガラス越しに白衣姿の動きは見えるものの、中で何をやっているのか、さっぱりわからないというのが患者さんの本音でしょう。

　実際には、常時フル回転で頭と手を動かし、処方確認、疑義照会、監査、薬歴のチェックなど、ひとつのミスもないよう、いくつもの作業を行ない、少しでも早く薬をお渡しできるよう精一杯努力していますね。これらを理解してもらうためにも、具体的に状況を説明して時間がかかることを伝え、納得していただく必要があるのです。

　説明する際は、**言い訳に聞こえてしまわないよう、丁寧な口調を意識します**。**「お薬の在庫が不足してしまい、お取り寄せに30分ほどかかりますが、お待ちいただけますか」**というように、「お願い」のスタンスで臨むことが大切です。

　待ち時間対策として、処方せんをお預かりして薬を後で取りに来てもらう、あるいは後でお届けするなどの方法を提案している薬局もあるでしょう。急いで作業して万が一でもミスが出てしまっては、患者さんにさらに迷惑をかけてしまいます。焦らずに、落ち着いて、確実に作業できる環境をつくることも、クレームを減らす待ち時間対策として有効な手段です。

> **Hint** あらかじめ具体的な理由と待ち時間の目安を伝えて、患者さんに理解を求めよう！

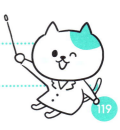

03 薬のお渡し時のクレーム①
薬の在庫がないと怒り出す患者さんへの謝り方は？

Question.

総合病院の門前薬局に勤務しています。先日受けた処方せんは門前病院のものではなく、処方薬も在庫のないものばかり。薬は取り寄せになると説明すると、「全国の処方せんを受け付けると書いてあるじゃないか！」とお怒りになってしまいました。

患者さんとの認識の違いを理解する

「全国どちらの医療機関の処方せんも受け付けます」というような文言は多くの薬局で見かけます。これを見る一般の人は、おそらく「どんな処方せんでも、すぐに薬を出してもらえる」と思うはずです。一方の薬局側では、発売されている薬をすべて在庫するのは不可能であり、近隣の医療機関以外の処方せんを受ければ在庫がないのは当たり前、という認識があります。

薬はすべてがそろって当たり前と思う患者さんと、すべてそろっていないのが当たり前という薬局。薬局の中にいると、外からの目線を忘れてしまいがちですが、**この決定的な認識の違いをしっかり頭に入れておくことが大切**です。今回のケースでは、複数の薬が用意できない状況なので、「この薬局はどうなっているんだ！」と不信感を覚える方がいても決しておかしなことではありません。

クレームを受けたら、まずは謝罪です。「おっしゃる通りです。申し訳ございません」「ご迷惑をおかけしまして、大変申し訳ございません」という

ように、謝罪の言葉を述べます。ここで気をつけたいのは、言葉だけで謝らないこと。表情や態度でも「申し訳ない」という気持ちをあらわします。

患者さんの話は、反論せず、否定せず、途中で遮ることをせず、**ひたすら聞くことに徹するのがクレーム応対の基本**です。「はい、申し訳ございません」「そうでしたか、大変失礼いたしました」というように、うなずきやあいづちを入れながら「しっかり聞いている」ということを態度でも示します。くれぐれも、開き直って「すべての薬を用意することは現実的に不可能です」などと薬局側の都合を押しつけないように気をつけましょう。

また、「2～3時間も延々とクレームを言われ続けた」という話を聞くことがあります。クレームが長時間になってしまうのは、おそらく応対の仕方に問題があると思われます。最初は在庫切れについて怒っていたのに、応対する人の態度が横柄だったり、謝罪の気持ちが伝わらなかったりすると、「その態度はなんなの！」と、火に油を注ぐことになり、クレームがさらに大きくなって続いてしまうのです。クレームの連鎖や拡大を防ぐためにも、言葉と表情と態度が一致するように、心から申し訳ない気持ちで話を聞くことが大切です。

今後の対応を明確に提示する

ひと通り話を聞いて患者さんの気持ちが落ち着いたら、今後の対応を伝えます。このケースでは複数の薬が用意できないため、**①調剤が完了する時間、②薬の渡し方（再度来局してもらう、郵送する、自宅や職場までお届けにあがる、など）** を、明確に提示します。ここを曖昧にしてしまうと、「届けてくれると思っていたのに、家でいくら待っていても来なかった！」と新たなクレームが発生してしまうことになりかねません。とくに時間については、確実に用意できる日時を「5日の17時」というように、具体的に提示しましょう。

まずは謝罪の気持ちを伝えること。
傾聴に徹し、今後の対策を具体的に提示しよう！

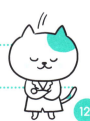

04 薬のお渡し時のクレーム②
「薬の数が足りない」と言われたら？

Question.

ときどき、患者さんから「薬の数が足りなかった」と言われることがあります。薬は毎回、患者さんの前でもきちんと数えてお渡ししているのですが……。

患者さんとの数量確認を徹底する

　数量確認については、調剤・監査など複数の目を通してチェックしていても、人のやることですからヒューマンエラーが生じるのは避けられないことです。本当に悔しいことですが、二重三重にチェックしても、100％完璧にするのは難しいのが現実。そこで、**不足を指摘されたときの対応について、あらかじめ薬局内で手順を決めておくことも大切**です。

　「薬が足りない」と言われるケースでは、いくつかパターンが考えられます。ときどき不足を指摘される場合は、薬の種類や不足の数量にもよりますが、多くの薬局で「申し訳ありませんでした」とお詫びして、不足分をお渡ししていると思います。

　同じような数量ミスを複数の患者さんからたびたび指摘される場合は、あらためて数量確認を徹底し直すことが必要でしょう。手間も時間もかかりますが、**輪ゴムもすべて外して、1シートずつ患者さんの目の前で一緒に数えていく**のもひとつの手です。患者さんの協力も得て、地道に確認作業を徹底しましょう。

🔖 服用方法や保管方法を確認する

　その他には、薬剤師は正しい数量の薬をお渡ししているのに、患者さんが足りないと認識してしまう場合も考えられます。そんなときは、慎重に言葉を選びながら、**「もしかしたら袋から出てしまって、バッグの中に落ちたりしていないか、念のため調べてみていただけませんか」**などと確認してみます。

　これは私が実際に経験したケースですが、職場で飲むために昼食後の薬を小分けにしたことをすっかり忘れていた、というケースもありました。こうした患者さんのうっかりミスもよくあることです。

　服用方法についても確認しましょう。1日3回服用の薬と1日2回服用の薬が同時に処方されている場合、すべてを1日3回飲んでしまったということも考えられます。

　飲み方が間違っている場合は、用法の説明方法を見直すことも大切です。高齢の患者さんなどで、指示通り服用できないと感じた場合には、医師に相談し、一包化を提案してもいいと思います。

　飲み方の間違いについては、薬の不足の問題以前に、**過量投与による副作用など危険を伴う可能性がありますから、とくに注意が必要**です。

　最後に、患者さんがわざと「足りない」と言ってくるケースも考えられます。薬の不足が1～2回なら薬局側のミスという可能性もありますが、何度も続くようであれば、投薬時の確認をあらためて徹底したうえで、「お渡しする際、一緒に数を確認しましたよね。数は合っていたと思うのですが」と毅然とした態度で臨むことも必要でしょう。

患者さんとの数量確認を徹底し、服用方法や保管方法の説明の仕方も再確認しよう！

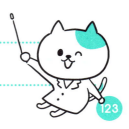

05 薬のお渡し時のクレーム③
調剤過誤が起きた場合の謝り方は？

Question.

患者さんに規格の異なる薬を渡してしまい、帰宅された患者さんからクレームの電話が入って、ご自宅まで謝罪に行くことになりました。上司は「ひたすら謝るしかない」と言いますが、電話でもかなりお怒りの様子だったので、不安でたまりません。

💬 謝罪は迅速に。訪問時は身だしなみにも気を配る

　できることならゼロをめざしたい調剤過誤ですが、なかなかそう甘くはないのが現実。過誤を出さないよう二重、三重のチェックをして予防しても起こってしまったならば、上司の方の言う通り、ただひたすら謝るしかありません。

　しかし、何も考えずに、むやみやたらと「申し訳ありませんでした」をくり返すだけでは謝罪しているとは言えません。「ひたすら謝る」とは、言い換えれば**「徹底的に心を尽くして謝る」**ということです。

　まず、謝罪に伺うことが決まれば、タイミングを計ることが大切です。基本的には、**できるだけ早く**。患者さんの都合を最優先するのは当然ですが、遅くとも過誤がわかった当日中に伺いたいところです。遅くなればなるほど「謝罪の気持ちが弱い」と受け取られかねません。

　訪問時は、謝罪の言葉やお持ちする薬などに意識が向いて、服装にまで気が回らないかもしれませんが、身だしなみにも気を配ります。お詫びするのにふさわしい控えめな服装や髪型、メイクで臨みましょう。

クレーム応対で欠かせないのが、**「言葉・表情・態度」の３つを一致させる**こと。いくら丁寧な言葉で「申し訳ございません」と謝っても、表情や態度が伴わなければ、謝罪の気持ちは決して伝わりません。

謝罪する際は、同じ言葉をくり返すのではなく、**「たいへん失礼いたしました」「今後十分気をつけてまいります」「ご迷惑をおかけしまして申し訳ございません」**のように、いくつか言葉を変えると、気持ちが伝わりやすくなります。

🔖 今後の対策について丁寧に説明する

謝罪とともに大切なのが、**「なぜ、今回の間違いが起こってしまったか」という理由や、日頃行なっている調剤過誤対策についての説明**です。過誤の経緯についてもできるだけ詳しく説明することで、患者さんも納得しやすくなります。

最後に、今後同じような間違いを起こさないよう薬局としてどのような対策をとるのか、といった今後の対策や方針についても伝えましょう。その際、**「今後、○○さんのお薬については……」**というように、患者さんの名前を入れて伝えると効果的。名前を入れることで「あなたに謝っています」「あなたの薬についての対策です」と患者さん個人への対策であることが強調され、真剣に過誤防止を考えていることや本当に申し訳なく思っている気持ちを伝えることができます。

薬局に戻ったら、過誤や謝罪の経緯を詳細に薬歴に記録します。次回、この患者さんが来局した際に、「先日はたいへん失礼いたしました」のひと言を添えられるように、情報伝達を徹底しましょう。

ここまで心を尽くしてお詫びすれば、患者さんも納得してくださるはずです。言うまでもありませんが、同じ患者さんに再度の間違いが出ないよう、細心の注意を払って調剤監査に臨みましょう。

> **Hint** 謝罪はできるだけ早く。「言葉と表情と態度」を一致させて、心を尽くして謝ろう。

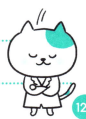

06 同僚の薬剤師への苦情を受けたら？

接客に対するクレーム

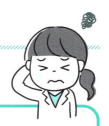

Question.

患者さんに対し、威圧的なものの言い方をする同僚薬剤師がいます。先日、患者さんから、その同僚について「あの薬剤師さんはこわいので、担当しないでほしい」と言われてしまいました。その場は私が謝罪しておさめ、上司にも報告しましたが……。

🖰 薬局の代表として、丁寧に謝罪する

　自分のミスでなくとも、クレームを受けたら薬局の代表として謝罪する。上司にも報告したとのことで、とてもいい対応だったと思います。

　話を聞く際は、患者さんが不快に感じた思いをしっかり受けとめるためにも、また状況を正しく把握する意味でも、患者さんの話は詳しく丁寧に聞きましょう。

　状況にもよりますが、薬の規格や日時などの数字、薬剤名などの固有名詞、さらにはクレームの具体的な内容まで、確実にメモをとることが大切です。話の最後には、**「他にもお気づきの点やご要望があれば、いつでもお申し付けください」**と、ひと言添えると、患者さんも安心できると思います。

　このケースのように具体的に名指しで「あの薬剤師さんを私の担当にしないでほしい」とはっきり言われた場合、対応策のひとつとして、スタッフ間で情報共有をし、**クレームを言われた薬剤師が窓口対応に出ないよう薬歴などに注意書きをしておく**方法があります。

　スタッフの人数やシフトなどの関係もあるでしょうし、他にも方法はあ

ると思いますが、せっかく誠意を尽くして謝罪しても、再び同じ薬剤師が対応してしまうと、「私の言うことを聞いてくれなかった」と新たなクレームにつながってしまう可能性があります。同じようなミスをくり返さないよう、十分に注意が必要です。

速やかに上司・スタッフと情報共有する

クレームを受けたら、できるだけ速やかに職場内で情報を共有します。上司への報告も迅速に行ないましょう。**上司や同僚との素早い情報共有は、二次クレームの予防のためにも欠かせません。**

今回の相談では、同僚についてのクレームなので言いにくいかもしれませんが、しっかりと改善をはかるためにも上司への報告は不可欠です。報告では、患者さんからヒアリングした状況を詳しく説明し、**自分の意見をはさまず事象だけを伝えます。**

詳しく状況を聞いておけば、本当に「こわい」と感じさせるほど接遇態度が悪かったのか、あるいは言葉の行き違いや、やむを得ない事情があったのかなど、上司も判断しやすくなるはずです。

日々の業務に追われて忘れてしまいがちですが、患者さんと接する薬剤師一人ひとりの対応が薬局全体のイメージにつながります。薬局全体で情報を共有し、同僚薬剤師の接遇への取り組みも含めて、チームとして改善策を考えてほしいと思います。

> **Hint**
> クレームを受けたら薬局代表として謝罪しよう。
> 迅速な情報共有で、二次クレームを回避！

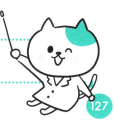

07 請求時のクレーム①
窓口で請求した薬代が間違っていたら？

> **Question.**
> 事務の人がレセコンに入力した薬の名前が間違っており、患者さんに実際よりも高い金額をいただいてしまいました。その場ですぐに気づいて返金、私が謝罪しましたが、患者さんは不信に思ったようで……。どうしたらよかったですか。

🔵 ミスの内容だけでなく、その後の対応が重要

　薬の入力違いや薬代のミスは、薬局では決して珍しいことではなく、ミスが出ないよう日々の業務の中でも十分気をつけていることでしょう。しかし、ヒューマンエラーをゼロにするのは至難の業。限りなくゼロに近づけようと最大限の努力をしていても起こってしまうため、**起こってしまった後の対応がとても重要**です。小さなミスであっても薬局の信頼に関わることです。不手際のないようにしたいですね。

　相談には、「事務の人がレセコンに入力した薬の名前が間違っていた」とあります。ここに、相談者さんの気持ちがなんとなく見え隠れしている気がします。事務の人が入力した後は、必ず処方せんと入力内容を照らし合わせて監査を行ないます。たとえ事務方の入力ミスがあったとしても、それに気づかずに会計まで進んだとすれば、調剤や監査を行なう薬剤師の監査漏れでもあるわけです。

　もしかしたら、「私（薬剤師）のミスではないのに」という気持ちが表情や態度に出てしまい、患者さんへの謝罪の言葉が空々しく聞こえてし

まったのかもしれません。「間違えたのは私じゃない。薬局代表として仕方なく謝っている」という気持ちが万が一でもあるとすれば、患者さんは敏感に感じ取ってしまうものなので、要注意です。

🔖 チームとして、薬局スタッフの連帯感を高める

今回の相談に対する対応として、①**本当に申し訳なかったという気持ちが伝わるように、誠心誠意謝罪する**、②**今後どのような対策を講じ、ミスの防止に努めるかを伝える**、この2点があげられます。

薬局で起こるミスは、ときと場合によって患者さんに「今までもらってきた薬は大丈夫だったのか？」という不安を呼び起こす可能性もあります。少しでも不安な思いをさせてしまったことに対して誠意をもって謝罪し、「**これまでお渡ししたお薬に関しては間違いありません。ご安心ください**」と伝える配慮も大切です。

さらに大事なのは、**薬局スタッフがチームとしての一体感・連帯感を高めていく**ことです。薬局の業務は多岐にわたり、薬剤師が一人ですべてをこなす薬局もありますが、多くは複数のスタッフがチームとして仕事をしていることと思います。患者さんに安心して薬物治療を受けていただくために、誰のミスか、誰が謝るかと考えるのではなく、どうすればミスを減らせるか、ミスが出てしまったらどのように対応するか、患者さんの不安や不快感を解消するために何ができるかについて、職種や勤務形態にかかわらず、チームとしてスタッフ全員で取り組むことが大切です。

患者さんにとって「あの薬剤師さんに会いたい」と思うことは、すなわち「何かあったら、あの薬局に行こう」と思うことでもあります。だからこそ、患者さんの不安や不信感を取り除くために全員で知恵を出し合い、一体感を持って仕事をする姿勢が欠かせません。

> **Hint** ミスが出たら、薬局全体でフォローする。
> その様子を患者さんが見ていることを忘れずに！

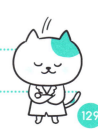

08 請求時のクレーム②
「おつりが足りない」と苦情を受けたら？

Question.
一度薬局を出た患者さんから「おつりが足りない」と言われました。ちゃんと渡したはずなので、少し戸惑いながら謝罪したところ、「なんだ、その態度は！」と患者さんは激怒。先輩に間に入ってもらい、なんとか納得してお帰りいただいたのですが……。

😷 まずは「不快な気持ちにさせたこと」に対するお詫びを

　今回のケースでは、患者さんから指摘されて、「ちゃんと渡したはずなのに……」という戸惑いの気持ちが、無意識のうちに表情や態度に出てしまったのかもしれませんね。クレームを受けたら、**まず「不快な気持ちにさせてしまったこと」に対してお詫び**します。この段階では、非を認める・認めないは関係ありません。

　間違いかどうかもわからないのに謝るなんて……と思うかもしれませんが、クレームを言ってくれるということは、実はとてもありがたいことなのです。自分の経験を思い出してみてください。買い物先で不愉快な気持ちになったとき、多くの場合は何も言わずに帰ってしまいませんか。クレームを言ってくれるお客さんはごく一部。お店にとってこわいのは、何も言わずに他のお店に行ってしまうお客さんです。お店に来なくなるだけでなく、悪い噂を流される可能性もあります。

　クレームを受けてうれしい気持ちになる人は少ないと思います。しかし、経験を重ねて落ち着いて対応できるようになってくると、自然と「クレー

ムを言ってくれてありがとうございます」という気持ちが湧いてきます。

　文句を言うのが心の底から楽しいと思う人はほとんどいないはず。クレーマーと言われる人も中にはいますが、患者さんの多くは、言いたくてクレームを言うわけではないと思います。クレームを言っている間も時間は過ぎていきますし、他の患者さんがいるところでクレームを言うこと自体、強い気持ちが必要です。ここまでして、薬局の行き届かない点を指摘してくれているとわかれば、対応も変わってくるはず。

　自分では丁寧に応対しているつもりでも、「私は悪くない」という気持ちが少しでもあると、今回の相談のように「謝罪の態度が悪い」と二次クレームにつながることがありますから、十分注意しましょう。

「患者さんからのメッセージ」に真摯に対応する

　今回のケースでは、おつりをお渡しするときに、患者さんの目の前でお札や小銭を数える確認作業に気のゆるみなどがあったのかもしれません。クレームをきっかけに、自分の作業手順を見直すなど、今後に活かしていきたいものです。

　たとえ患者さんの指摘が勘違いであったとしても、疑問や不満を感じさせてしまったことは事実です。釣り銭に対するクレームの場合、すぐにレジを止めて売上金額と釣り銭を照らし合わせ、患者さんが納得するまで説明する作業が必要ですが、混雑している時間帯などですぐに対応できない場合は、あとで照合して連絡する旨を伝えます。

　ここで大切なのは、**釣り銭の間違いがあったかどうかではなく、患者さんの不安や不信感に対して、どのような対応をするか**です。クレームを受けたときの態度や行動が、その後の患者さんとの関係性を大きく左右するということを、忘れないでほしいと思います。

事実の確認よりも先に、患者さんを「不快な気持ちにさせたこと」についてお詫びしよう！

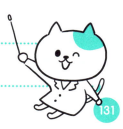

09 ふるまいに対するクレーム
勤務時間外の過ごし方でクレームを受けたら？

Question.

私は喫煙者です。先日、休日に近所の喫茶店で喫煙している姿を患者さんが見かけたらしく、会社宛てに「薬剤師がたばこを吸うなんて」というご意見がありました。禁煙は、すぐには難しいです。どう対応したらいいのでしょうか。

💬 健康をサポートするプロとして覚悟を持つ

　厳しいご意見をいただきましたね。この相談の場合、「近所の喫茶店」という時点で「誰かに見られる可能性が高い場所」という意識が必要だったように思います。可能性という意味で考えれば、どのような場所であっても患者さんに会う確率がゼロということはありません。

　休日の出来事であることを考えると、「そこまで気をつかう必要があるのか」と思う人も少なからずいると思います。しかし、薬もしくは医療のプロフェッショナルとして、多くの人が「そこまでやるか」と思うことを実践してこそ、薬剤師としての覚悟が見えてくるものです。たとえ休日であっても、**患者さんに見られたときに薬剤師としてのイメージを損なわない服装や行動**を常日頃から心がけることが大切なのです。

　喫煙すること自体については、嗜好の問題でもあり、個々が決めることだと思います。禁煙が望ましいという自覚があるにもかかわらず、なかなか思うようにはいかないという事情もわかります。

　しかしながら、一般的に喫煙のイメージは健康の対極にあるものです。

患者さんの病状に合わせて禁煙を促す立場にある薬剤師が喫煙している姿を、患者さんが目にしたらどうなるか。いくら患者さんの健康をサポートしようと努力しても、薬剤師の話を素直に聞いてもらえなくなったり、とりあえず話は聞くけど、「この人の言うことはちょっとね……」と受け入れてもらえなくなるかもしれません。

これが好ましい状況とは決して言えないことを考えると、「患者さんに会う（見られる）可能性が高い公の場で喫煙する」ことのマイナス面が想像できると思います。休日にのんびり一服したいという気持ちもわかりますが、そこは少し自制して、せめて人目につかない場所まで移動するといった工夫や努力をしてほしいと思います。

勤務時間外でも地域社会との関係を意識する

今回の相談は喫煙に関するものでしたが、勤務時間外の過ごし方については、他にも注意すべき点があります。たとえば、通勤時の服装について。「勤務中は白衣を着ているから、それ以外の時間は何を着てもかまわない」という考えで、たとえば夏場、派手なTシャツに短パン、サンダルといった格好で通勤する人がいます。たしかに時間外のことですから業務自体に支障はないかもしれませんが、**薬局は地域社会の中で仕事をさせていただいている**ということを忘れてはいけません。

薬局の近隣の住民の人たちと、休憩時間や通勤時にすれ違うこともあるでしょう。そんなとき、「こんな派手な格好で、ちゃんと薬の質問に答えられるのかしら」などと思う人が1人でもいれば、薬局全体のイメージを損ねることにもなりかねません。

そんなことまで？　と思うかもしれませんが、薬局・薬剤師の仕事は地域で受け入れられて初めて成り立つものです。薬剤師一人ひとりが勤務時間内外にかかわらず、地域社会から信頼される言動を心がけることが大切です。

Hint　地域社会から信頼される言動を常に心がけ、プロフェッショナルとしての自覚を持とう！

Column 5
もうこわくない！クレーム応対のポイント

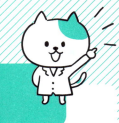

　クレームを受けると緊張したり、頭が真っ白になったり、何か言わなくちゃと思いすぎてしどろもどろになってしまったり。いざというとき、そんな事態にならないように、しっかりポイントを押えましょう。

① 初期応対のボディランゲージ
　謝罪時の不用意な身ぶり手ぶりや表情は、逆に印象を悪くします。姿勢には気持ちがあらわれるため、おじぎや手の位置には細心の注意を払い、アイコンタクトを欠かさず、やや前傾姿勢で話を聞きましょう。

② 相手の話を最後まで聴く
　途中で話をさえぎると、聴く気がないと思われてしまいます。話を聴く際は、「はい＋謝罪の言葉（申し訳ございません、など）」とあいづちを入れ、「たしかにおっしゃる通りです」などと共感を示します。じっくり話を聴くことで相手の気持ちを落ち着かせる効果も。

③ 言い訳しない
　言い訳をすることで相手の感情をいっそう悪化させてしまうことも。言い訳は、相手を攻撃することと同じです。

④ 最優先で行動する
　他の業務中であっても、クレーム応対は最優先にします。患者さんの気持ちを優先し、他の患者さんへの配慮も忘れずに。

⑤ すぐに担当者・責任者・職場スタッフに報告する
　報告・連絡が徹底されていないと、相手からの問い合わせに対して最適な対応ができず、二次クレームにつながる可能性があります。

⑥ 連絡する期日や時間を具体的に伝える
　後日連絡する場合などは、期日・時間を具体的に伝えましょう。たとえば、「夕方、不足分をお届けいたします」という表現は、夕方とは4時以降なのか、6時以降なのか、人によって受け取り方はさまざまで、二次クレームを招くきっかけになりかねません。

6章

みんなが働きやすい環境をつくる職場コミュニケーション

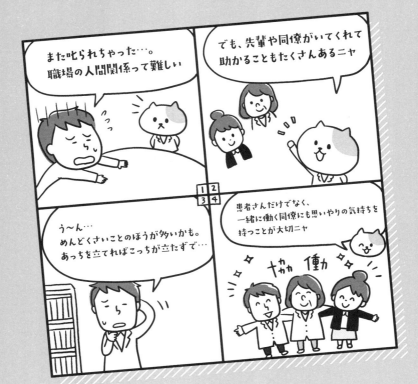

01 薬剤師の仕事術①
薬歴を書く時間がとれなかったら？

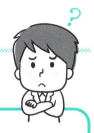

Question.

毎日あわただしく、患者さんに投薬するのを優先してしまい、薬歴を書く時間がなかなかとれません。周囲の先輩は手があいたときに少しずつ書いているようですが、私はそこまでの余裕を持てず、残業して書いています。何か工夫できることはありますか？

💬 何を聞くか、伝えるか。事前準備で会話を工夫する

　薬歴は、患者さんの薬の記録を残すものであると同時に、患者さんと薬剤師をつなぐ信頼関係の記録でもあります。薬歴をうまく活用するためにも、しっかり記入の時間を確保したいところです。

　ひとつの方法として、**スキマ時間を有効に使う**ことをおすすめします。「後でまとめて書こう」と思っていては、薬歴はたまるばかりですから、スキマ時間を有効に利用して、一瞬でも手があいたら、ひと文字でも記入する。書き終わったメモは線を引いて記入済みとわかるようにして、次に書きはじめたい箇所に印をつけてから席を立つなど、ちょっとした工夫でも効率が上がります。

　よく聞く項目については、**自分なりのメモのパターンを決めておく**と便利です。ただの数字の羅列でも、自分のいつもの順番を決めておけば、ＢＰ（血圧）、ＢＳ（血糖）などと書かなくてもわかります。

　スキマ時間を使って薬歴を記入するために欠かせないのが、投薬に出る前の準備です。患者さんをお呼びする前に過去の薬歴を読み込み、「今日

は何を聞くか、何を伝えるか」をあらかじめ準備しておきます。**聞くこと、伝えることを前もってメモしておき、聞いた答えをその場で直接書き込めば、時間の短縮になりますし、記憶違いを防ぐことができます。**さらに、聞いた答えをどこに書いたか探す手間も省けますし、患者さんの話につられて聞き忘れたり伝え忘れたりすることも防げます。

また、**患者さんへの質問の仕方も工夫しましょう。**たとえば、漠然と「調子はいかがですか」と聞いてしまうと、とりとめもなく話し出す患者さんもいるはずです。そこで、「この前から新しく飲みはじめたお薬で、吐き気で具合が悪くなることはなかったですか」などと具体的に聞いてみましょう。患者さんは「はい」「いいえ」で答えてくれるため、薬歴には「吐き気ＳＥなし」と簡潔に書けるうえに、適切なアドバイスが可能になります。

ポイントを手短にメモする習慣をつける

また、患者さんとの会話をそのまま文章に書き取るのではなく、あとで思い出せる程度に要約して、**「膝痛↓、歩き、楽しい」のように短く、単語や数字などのポイントに絞ってメモする**のも手です。

「ＳＥ（副作用）」のように略字を使いこなすことも大切です。こちらは薬局全体で事前の打ち合わせが必要ですが、時短をめざすならば必須でしょう。電子薬歴では、「ｓ」と入力したら「ＳＥ」と出てくるように単語登録するなど、使えるツールはすべて使いこなしたいものです。

ちなみに、メモをとる際、メモ用紙やふせんなどを利用する人もいると思いますが、**この方法ではメモ自体がなくなる危険性があります。**メモを紛失して貴重な情報が消えてしまっては、患者さんや医療機関との信頼関係に影響を及ぼすかもしれません。たとえば、**処方せんの裏面などの余白部分を利用する**と、紛失の心配もなく、異なる患者さんの情報と取り違えるミスも減らせます。

投薬前に質問内容を準備して、答えを追記すると、薬歴記入がスムーズになる！

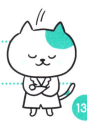

02 薬剤師の仕事術②
帰宅するタイミングをつかめないときは？

Question.

入社したての新人です。周りの先輩たちは定時になっても忙しそうで、黙々と仕事をしています。そんな状況で、仕事が終わった私だけが先に帰ってもいいのでしょうか？ また、お手伝いをするとしたら、何と声かけすればいいですか？

全体を見渡し、周囲を気づかう姿勢を見せる

　薬局の規模やスタッフの人数等にもよりますが、一般的に入社間もない新人の時期は、定時で仕事を終わりにできるよう、上司が配慮している場合がほとんどだと思います。これは薬局に限ったことではなく、職場に馴染むまでの間は、まずは仕事に慣れること、生活スタイルを身につけること、体調を整えることなどを優先するためです。だとすれば、現状で質問者さんがやるべきことは、**与えられた仕事をしっかり時間内に終わらせること**です。とくに仕事をはじめて間もないころは、本人の気づかないところで周囲がサポートしているケースも多いもの。目の前の仕事に一生懸命で、なかなか周囲の様子まで気がつけないかもしれませんが、慣れてきたら周囲を見渡す心の余裕も出てくると思います。

　薬局業務で気をつけたいのは、**薬局全体をチームとしてとらえる**こと。薬歴を書くなどの作業は一人ひとりが担当しますが、多くの業務は薬局全体がチームとなって、全員で手分けしながら取り組むものです。たとえば、分包機の掃除、薬の充填や発注、調剤室や待合室の掃除など、当番制の

場合もあるでしょうが、多くは手があいた人が行なっているのではないでしょうか。**「自分の仕事」ではなく、「薬局全体の仕事が終わった」時点で、ようやくチームの仕事が終わったと言えます。**自分の仕事が早く終わったら、薬局全体の様子にも目を配りましょう。

「先に帰っていいよ」と言われた場合でも、時間に余裕があれば、**「何かお手伝いすることはありませんか？」「今日は時間があるので、もう少しお手伝いします」**と声をかけてみましょう。実際に手伝ってもらわなくとも、そのひと言があるだけで言われた側はうれしいものです。

🔖 先に帰るときには「お先に失礼します」

家の用事や友人との待ち合わせなどで、早く帰りたい日もあると思います。定時であがれるようにがんばって仕事をして、目的の時間までに自分の仕事をすべて終わらせる。でも、薬局全体の仕事はまだ終わっていない場合、**「申し訳ありませんが、お先に失礼します」**のひと言を忘れずに伝えましょう。「自分の仕事は終わったから、先に帰るのは当然」ではなく、「チームの仕事をみんなに任せて、先に帰らせてもらう」という気持ちが大切です。

「お先に失礼します」という言葉は、決まり文句のように何も考えずに発しているかもしれませんが、チームの仲間への感謝やいたわりの言葉です。「先に帰らせてもらって、ありがとうございます」「忙しいときに申し訳ありません」という気持ちをしっかり言葉にして伝えましょう。

どうしても早く帰りたいという日があれば、前もって**「今日は○○の用事があるので、早く帰りたいんです」**と事情を説明しておくのもひとつの手です。根回しと言うと、いいイメージを持たない人もいるかもしれませんが、チームで円滑に仕事をするうえでは大切なこと。このひと言があれば、周囲も気持ちよく「お疲れ様です」と送り出してくれるはずですし、本人も気持ちよく終われます。翌日には「昨日はありがとうございました」とひと言添えて、感謝の気持ちを伝えましょう。

> **Hint** 「お先に失礼します」「お手伝いすることはありませんか」。気づかいと感謝を言葉で伝えよう！

03 薬剤師の仕事術③
職場の雑談が長い場合の上手な切り上げ方は？

Question.

話好きな先輩や同僚との会話の切り上げ方に悩んでいます。仕事がたくさんあって忙しいときなどは、ある程度の雑談にお付き合いはするものの、適当なところで仕事に戻りたいと思っています。どうしたら、角を立てずに会話を切り上げられますか？

積極的な「聞く姿勢」を出さないようにする

話好きな人にとっては思いもよらない悩みかもしれません。普段は職場を盛り上げてくれる存在だと思いますが、本人たちに悪気はないので、ことを大きくせずに話を切り上げたいですね。

相手の気分を害さないように切り上げるため、積極的に聞く姿勢を出さないように気をつけましょう。たとえば、あいづちをこまめに入れると、当人は楽しんで聞いてくれていると思って、ますます話に夢中になってしまいます。「うんうん」と熱心にうなずいたり、「それからどうなったの？」と先を促すような言葉を挟むと、いつまでも終わりが見えません。とはいえ、聞く気がない様子が露骨に出てしまうと、「そんなに聞きたくないの？」と相手を不愉快にさせてしまう可能性があります。同僚であればまだ許されるかもしれませんが、先輩の場合は「態度が悪い」と思われて、仕事に悪影響が出ないとも限りません。**マイナスの印象を与えない程度に、さりげないリアクションを心がけましょう。**

また、**話をまとめてしまう**のもひとつの手です。話を聞きながら、ひと

息ついたところで「そうですか、それは大変でしたね。私も気をつけます」というように、キリのいいところでまとめの言葉を返すと、一段落つくので席を立ちやすくなると思います。

席を立った後、「また続きを聞かせて」とひと言添える

　話好きの人は休憩時間もギリギリまで話したいので、周囲が仕事に戻る準備をはじめても、おかまいなしで話し続けたりします。そんなときは、時計を見て「あ！　もうこんな時間。早く支度しなくちゃ！」「大変、午後イチで発注するんだった。急がなくちゃ！」「うわ〜、すっかり忘れてた！　午前中の薬歴がたまってるんだった」というように、**「楽しくてあっという間に時間が過ぎた」というニュアンス**を含ませながら席を立つといいと思います。

　話が途中になってしまっても、「時間を忘れるくらい、話に引き込まれた」と感じさせることができますし、確実に話を切り上げることができます。

　「あ、もう時間だ！」と少しオーバーアクション気味に言うのがおすすめなのですが、そんなわざとらしいことは恥ずかしくてできない、と思うかもしれません。そんなときは、**相手の意識を時間に向ける**ように、「午後の予定はどうなってますか？」などと声をかけてもいいでしょう。

　そして、席を立つときは**「続きをまた聞かせてくださいね」**とひと言添えると、お互いに気持ちよくその場を離れることができます。「もっと聞きたい」と言われたら誰でもうれしいものですし、「今日の話を楽しんでくれたんだな」と思わせることができて、一石二鳥です。

　職場の人間関係は、仕事に直結します。気持ちよく仕事を続けるためにも、ちょっとした工夫で良好な人間関係を築けるといいですね。

> **Hint**　相手への反応は控えめに。オーバーアクション気味に席を立つのも、ひとつの手！

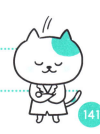

04 薬剤師の仕事術④ 上司からの注意で萎縮してしまう人は？

Question.

私の上司はとても仕事のできる人です。そのせいか、部下である私たちに要求する仕事のレベルも高く、怒られてばかり……。最近は注意されるたびに萎縮して、ミスをくり返すようになってしまいました。何か対応策はありますか？

怒られるのは期待されている証拠。自信を持って！

まずお伝えしたいのは、上司も好きこのんで怒ってばかりいるわけではない、ということ。上司の方はたしかに仕事ができるかもしれませんが、だからと言ってやみくもに部下に対してもハイレベルの仕事を要求しているわけではないと思います。できる上司なら、なおさらです。

もしかしたら、上司は相談者さんに、さらに上をめざしてもらおうと、あえて高いレベルの課題を与えているのかもしれません。**上司が注意したり怒るのは、あなたに期待している証拠**です。怒られて萎縮してしまう気持ちもわかりますが、「自分は期待されているんだ」と自信を持ってほしいと思います。

怒られたときはその事実を素直に受けとめ、萎縮してしまいそうな気持ちを素早く切り替え、「申し訳ありません」と伝えましょう。私の経験ですが、**注意したときに反応が弱くて、はたして注意した内容がちゃんと伝わったのかわからない、という場合が一番困る**からです。人は失敗して成長するものですし、若いうちは失敗するからこそ新しい気づきを得ること

ができます。

新人研修で「上司にたびたび注意されて、私は嫌われている」という相談を受けることがあります。声を大にして言いたいのですが、これは大きな誤解。むしろ、注意や指導を受けるということは、上司から部下に対する愛情のあらわれ以外の何物でもありません。注意されたことだけに意識を向けるのではなく、内容をしっかり受けとめ、成長につなげましょう。

注意されたら「ありがとうございます」

また、注意されたその場で、ぜひ心がけてほしいことがあります。それは**「ありがとうございます」と伝える**こと。「叱られた」と受け取るのではなく、「指導してもらえた」というようにとらえるのです。

怒られるのはつらいことですが、注意されずにミスや間違いに気づかないままでいることを思えば、感謝する気持ちが少しは出てきませんか？注意されてショックでも、そこは明るい表情で「ご指導ありがとうございます」と返せば、上司も「わかってくれたようだ」と安心するでしょう。

最初は勇気が必要かもしれませんが、「ご指導ありがとうございます」と笑顔で返して、「指導のしがいがある後輩」をめざしましょう。

いくら上司とはいえ、人の間違いを指摘したり、注意するのは嫌なもの。注意するときは「どんな指導が合っているだろう」と考えたり、注意した後、「もう少しやさしく言ったほうがよかったかな」などと反省したりして、相手の反応をうかがっているものです。

そこで、もし**休憩時間**などに上司と**直接話す機会があれば、感じていることを素直に話してみては**いかがでしょうか。「実は、怒られると頭が真っ白になって、何がなんだかわからなくなります」「注意されると萎縮してしまいます」と、思っていることを飾らずに伝えましょう。上司にしてみれば、部下の本音がわかることで、「言い方に注意しよう」と反省するきっかけになります。

注意されたら、「ご指導ありがとうございます」と感謝の気持ちを伝えてみよう！

05 薬剤師の仕事術⑤
仕事の報告をしない後輩にどう指導したらいい？

Question.

後輩薬剤師は「ホウレンソウ」が苦手で、彼が原因のトラブルでさえ、本人からではなく周囲からの報告で判明するような状態です。「これはどうなった？」と、折にふれて声をかけているのですが、自発的に動いてくれません。どのように指導したらいいですか？

💬 指導する側が新人に合わせる

「新人が自発的に動いてくれない」という相談は、現場でよく耳にする悩みのひとつです。このような場合に大切なのは、指導者側が新人に合わせる、ということ。

私自身、新人研修の場でいつも感じていることですが、新人は悪気があって動かないのではありません。何をどうすればいいのか、本当にわかっていないのです。彼らは心の底から真剣に、早く仕事を覚え、先輩たちのように働きたいと思っています。ただ、その思いが前に出てこない。それに加えて、わからないことがあっても、「叱られるのがこわい」「聞くのが恥ずかしい」というような理由で、質問や相談をすること自体を苦手としている新人が多いようにも感じます。

指導する側は知識も技術も経験もある。相手に合わせて柔軟に動くこともできる。だとしたら、相手に合わせる術を持っているほうが合わせるのが適切な対応だと思います。

今回のケースで言えば、「報告・連絡・相談（ホウレンソウ）」の理屈は

わかっても、何を報告するのか、なぜ連絡しなければならないのか、いつどうやって相談すればいいのかがわからない、という状況かもしれません。具体的には、単に「報告しなさい」と伝えるだけでなく、**「なぜ報告しなければいけないのか」「報告しないとどうなるか」「何をどうやって、どのタイミングで誰に」**というような細かいことまで丁寧に伝えます。「そんなことまで説明するの？」「わざわざ言わなくても想像できるはず」というのは、教える側の思い込み。指導者側の理屈は通用しないと覚悟しましょう。

伝える際は「患者さんに迷惑がかかる」「みんなが困る」というような漠然とした指摘ではなく、とにかく具体的に掘り下げます。**「在庫がなくなったらすぐに発注しないと、次の患者さんに処方が出たら、卸さんに急いで持ってきてもらうことになる。その間、患者さんをお待たせすることになり、場合によっては、あとから薬を取りに来ていただくことになるかもしれない。患者さんや卸さんに迷惑をかけるし、時間も手間もかかって仕事が滞る」**という具合です。わかりやすい例をあげながら、ストーリーが見えるように説明すると理解しやすいようです。

🖉 上から目線ではなく、「一緒に考える」

最初から、指導した通りにうまくいくとは限りません。むしろ、新人ですから失敗するのは当然と言ってもいいでしょう。このときの対応がとても重要で、**一歩間違えると新人はいともあっさりと心を閉ざしてしまいます**。失敗がわかったとき、「この前、教えたばかりだよね」というように"上から目線"で怒るのではなく、「私の説明がわかりにくかったかな」などと、**「私"も"悪かった」**という姿勢を示しましょう。指導する側が自分のこととして話すと、指導者の気持ちが伝わり、「親身になって心配してくれる先輩に迷惑をかけないように、もっとがんばろう」と思ってくれるようです。

指導する側は根気が必要ですが、状況ごとにくり返していけば少しずつ理解が深まり、自発的な行動も増えてくると思います。

> **Hint**
> 「上から目線」ではなく、
> 新人の目線に合わせた指導を心がけよう！

06 職場の人間関係①
感情的な上司とのコミュニケーションは？

Question.

部下のミスに対し、とても感情的な怒り方をする上司がいます。ハサミなどの文房具を定位置に戻し忘れただけでも大きな声で叱責されたりするので、気の休まる暇がありません。職場の雰囲気も悪く、最近は仕事をつらく感じるようになりました。

💭 まずは、怒らせてしまう原因を取り除く努力を

　今では少なくなってきたようにも思いますが、仕事の場で感情的になる人は少なからずどの職場にもいるものです。相談の内容を見ると、ごくさいなことにも大きな声を出していることから、本人に自覚もないのでしょう。人は簡単には変われません。ましてや無意識でやっていることなので、上司が変わることを期待しても、難しいと言えるでしょう。職場の雰囲気をこれ以上悪くしないためにも、なんとかうまく付き合っていきたいですね。

　感情的な上司といっても、一日中ずっと怒っているわけではないと思います。毎日同じ職場にいれば、どんなときに怒るのか、怒りやすい状況やタイミングがそれなりにわかってくるはず。そこでまず、**上司が怒る原因をできるだけ取り除くように努力しましょう**。

　今回の相談で言えば、文房具を使ったら定位置にきちんと戻す。ものは考えようですが、文房具などがあるべきところに常にあるということは、業務をスムーズに進めるために大切なことです。職場のルールを守ること

で怒ることがなくなるのであれば、努力のしがいがあるというもの。上司を怒らせないのも、気持ちよく仕事をするうえでは大切なことと割り切って、まずは怒りの原因排除を心がけましょう。

勇気を出して「怒られ上手」になる

もし、質問者さんだけがたびたび怒られるということであれば、「怒られやすいタイプ」なのかもしれません。これは、その人に何か特別に非があるということではなく、怒りやすい上司がどの職場にもいるように、怒られやすいタイプの人もいるのです。

この上司の場合、小さなことに対しても大声を出すということなので、実のところは気が小さくて自信がない人なのかもしれません。それをカモフラージュしようと大きな声を出してしまうのです。この手のタイプの人にとって、おとなしくて自分に歯向かってくる心配がないような人は、権威を示すための標的になりやすいと言えます。言うなれば、上司のストレス発散の的になってしまうのです。

反対に、どんなに怒られてもへこたれず、「すみません！　すぐに直します」と明るく謝って、すぐに行動する「怒られ上手」な人もいますよね。潔く謝られると、怒っている側はそれ以上言えなくなるもの。そこで、**怒られたら、まずは大きな声ではきはきと謝ってみてはいかがでしょうか。**そんなの恥ずかしくてできない、と思うかもしれません。でも、これも社会人として大切なコミュニケーションスキルととらえ、勇気を出して「申し訳ありません！」と大きな声で謝ってみてください。「ルールを守れず悪かった」と、素直に反省して謝りましょう。いつもより大きな声で謝罪の言葉が出ただけで、以後の上司の態度が変わってくるかもしれません。

理不尽な上司の前で小さくなって、居心地が悪いと感じる必要はないのです。勇気を出して、上司と向き合ってみてください。

> **Hint** 勇気を出して大きな声で謝ってみれば、上司の様子も変わるかも。

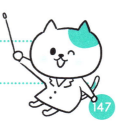

07 職場の人間関係② 年上の部下とのコミュニケーションは？

Question.

新米の薬局長として配属されて3カ月ほどになりますが、自分よりも年上の女性薬剤師とのコミュニケーションに悩んでいます。彼女はこの薬局に勤めて10年目のパート。新提案にも、彼女がいいと言わなければ他のスタッフも動きません。

先輩を敬い、謙虚な気持ちで「力を貸してもらう」

　相談者さんにとっては、相当大きな悩みだと思います。でも、考え方によっては、とてもラッキーな状況かもしれません。薬剤師業務は経験がものを言います。経験豊富ということに加えて、他のスタッフが信頼を置いているということは、このパート薬剤師さんは、よく言えば頼りがいがあるということではないでしょうか。

　そこで、薬局長と部下という立場はさておき、まずは人と人の関係からはじめてみましょう。職場での経験が豊富な先輩に対するのですから、それだけで緊張するかもしれませんが、素直に敬う気持ちで接し、**自分に足りない部分があれば教えをこう気持ち**でいればいいと思います。

　パートと正社員の違いも、単なる雇用形態の違いであって、能力やスキルとは関係ありません。まずは、「薬局長だから」と上に立つことを意識しすぎるのではなく、肩肘張らずにリラックスして、一人のスタッフとして接する気持ちが大切です。

　他のスタッフからの信頼が厚いということは、**薬局をまとめていくうえ**

で重要なキーパーソンです。彼女をうまく味方につけることができれば、薬局のチームづくりが難なくできるかもしれないのです。「ぜひ力を貸してください」と謙虚な気持ちで臨んでみてはいかがでしょうか。

提案する前に、まずは「相談する」

相談内容を見ると、何か提案してもうまく同意が得られていない様子。こんなときこそ、まずは先輩を立てましょう。

たとえば、何かを提案する際は、全員の前でいきなり発表するのでなく、事前にそのパート薬剤師さんに相談してみます。「相談に乗ってほしいのですが」と個別に話す機会を設け、「今度、□□をしたいと思うのですが、どうでしょうか？」というように**「意見を伺う」**形をとります。事前に、それも自分だけに相談されたということで、パート薬剤師さんは「自分を頼りにしてくれている」と感じて、アドバイスをしてくれるはず。そこで反対されたら、「では、どうすればいいと思いますか？」と尋ねて、スムーズに受け入れられるにはどうすればいいのか意見を出してもらうのです。

状況や内容にもよりますが、全員に伝える際に「○○さんにも事前に相談したのですが、今度□□をはじめることにしたいと思います」というように発表すれば、彼女の意見が反映されているとわかり、スタッフがすんなり受け入れてくれる可能性も高まると思います。

今後、新しい取り組みをはじめるときも「○○さんのアイデアを実際に試してみたいと思います」というように彼女を立てていくと、自分からスタッフをうまくまとめてくれるでしょう。

年上の部下だからと言葉だけでおだててみたり、その場限りでうまく立ち回ろうとしても、そんな気持ちはすぐに相手に伝わってしまうもの。心から相手を敬い、「力を貸してください」「一緒にいい薬局をつくりましょう」という気持ちで接すれば、相手にもその思いは必ず伝わると思います。

> **Hint** 先輩の経験もうまく取り入れながら、スタッフ全員で働きやすい薬局にしよう！

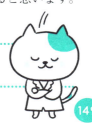

6章 みんなが働きやすい環境をつくる職場コミュニケーション

08 職場の人間関係③ 育休から復職したときのコミュニケーションは？

Question.

今年、育休からパートで復帰したばかりの薬剤師です。10年のブランク期間は専業主婦だったため、仕事のペースについていくことができず、戸惑うことばかりです。まずは職場になじみたいと思うのですが、そのためのコツなどはありますか。

💬 年下の同僚にも、自分から積極的に声をかける

　ここ数年で薬剤師業務は大きく変わってきましたから、ブランク10年という相談者さんの場合、慣れるまではかなり大変だと思います。知らない薬や新しい制度が次々に導入され、調剤報酬改定やジェネリック医薬品の取り扱い、さらには電子薬歴、発注システムの導入など、10年の間に様変わり。覚えることばかりで戸惑いも多いと思いますが、最初は**周囲と積極的にコミュニケーションをとることからはじめましょう**。

　周りのスタッフが声をかけてくれるのを待っているだけでは、いつまでたっても職場にとけこむことができません。できるだけ早く職場になじむために、「おはようございます」「お疲れさまです」などの挨拶をはじめ、教えてもらったり指示を受けたら「ありがとうございます」「わかりました」と元気よく返答しましょう。**「経験者」としての自分を捨て去り、新卒者になったつもりで対応すると**、周囲も気持ちよく受け入れてくれると思います。

　わからないことがあれば、小さなことでも積極的に質問しましょう。教える側も、経験者だと思って「これくらいはわかるだろう」と説明を省略

することもあるかもしれません。わからなかったら、その場ですぐに「申し訳ありません、今のところ、もう一度教えてもらえますか」というように、具体的にわからない点を尋ねましょう。

ただし、質問する際は、周囲の状況をしっかり見てから。混雑時や監査中などで手が離せない状況で話しかけることは避けましょう。また、何度も聞かないで済むようにメモをとり、その日のうちに復習をして、疑問点があれば早めに解消する努力も欠かせません。

積極的に新しい仕事に取り組む姿勢を打ち出す

ブランク期間を経て復職してすぐは、自分でも満足する仕事はできないかもしれません。周囲の足手まといになっているかも、と不安になることもあるでしょう。まずは今の自分にできることはないか、探してみてください。たとえば、手があいたときに待合室の様子を見て、ゴミが落ちていないか、本棚が乱れていないかチェックする、調剤台を拭いたり、棚を見渡して薬の補充や予製をする、といった具合です。そのような姿勢を見て、周りのスタッフも好印象を持ち、「何かあればフォローしよう」と思うようになるはずです。

もうひとつ心がけてほしいのは、**積極的に自分から新しい仕事に取り組むこと**。仕事に慣れてきたら、「そろそろ一包化の監査もやってみたいのですが」「分包機の掃除を教えてください」など、どんどん仕事を覚えていきましょう。また、皆が敬遠するような難しい処方にあえて挑戦してみてもいいと思います。やる気を見せることが、周囲との信頼関係につながります。ただし、薬局ごとに業務の進め方やルールがありますから、くれぐれもそこから外れないように気をつけましょう。

「新卒者」になったつもりで、自分から積極的に新しいことに挑戦しよう！

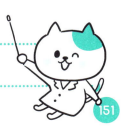

09 職場の人間関係④ ドラッグストア併設店でのコミュニケーションは？

Question.

ドラッグストア併設の調剤薬局に一人薬剤師として勤めています。1日の処方せん枚数は少なく、手があいたときは勉強のため専門誌を読んで過ごしていますが、ドラッグの方はいつも忙しそうです。品出しなどのお手伝いをしたほうがいいのでしょうか。

🗨 同じ店舗の仲間として、できることを手伝う

まずは入社時の取り決めや規約を再確認してみましょう。規約や取り決めの通りに仕事をするというのももちろんありですが、一社会人として、他にどんな対応の仕方があるのか考えてみたいと思います。

私個人の考えですが、本当に手があく時間があるというのであれば、手伝ってもいいと思います。どんな仕事も、決して一人ではできません。質問者さんは一人薬剤師という状況なのでよくわかると思いますが、たとえば、お手洗いや食事に行くとき、どうしても調剤室は空になります。そこに患者さんが来れば、おそらくドラッグ部門のスタッフが「すぐに戻りますのでお待ちください」というようにフォローしてくれているはず。自分で気づかないところで、すでにドラッグの方に助けてもらっているかもしれません。同じ職場で働く仲間として助け合いながら仕事をするのは、それほど大げさに考えなくとも、自然なことだと思います。多くの人たちのおかげで仕事ができている。そんな感謝の気持ちをドラッグ部門のスタッフに言葉で伝えるいい機会でもあります。

「いつもフォローしてくれて、ありがとうございます。私にも何か手伝わせてください」と言ってお手伝いをする。言葉だけでなく行動も伴えば、仕事の中で他部署との連携も深まっていき、今以上に仕事が楽しくなってくると思います。

「お手伝いすることはありませんか」と薬剤師側から申し出れば、実際に手伝ってもらわなくてもうれしい気持ちになるはずです。「いえ、大丈夫です」と相手が遠慮する様子を見せたら、「3時頃納品があるので、それまでなら手伝えます」というように、具体的に時間などを提案すると、「じゃあ、申し訳ないけど……」と頼みやすくなります。

ただし、他部署の業務ですから、くれぐれも勝手に動いてトラブルの元をつくらないように気をつけましょう。

少しずつ手伝う機会が増えれば、信頼関係が生まれ、**とっさのとき、お互いにフォローし合える間柄になれる**でしょう。仕事の要領もわかってきますから、相手が席を外したときのお客さま対応なども、スムーズにできるようになるはず。お客さま目線やドラッグストア全体で考えれば、喜ばしいことです。調剤室に閉じこもって「調剤の仕事以外は一切しません！」という態度でいると、店舗内のバラバラな雰囲気はスタッフだけでなく、患者さんにも伝わってしまうものです。

無駄なことはひとつもない。視野を広げるきかっけに

ドラッグのお手伝いをすることは、相談者さん自身の視野を広げるきっかけにもなると思います。これから薬剤師として仕事を続けていくうえで、どんなことであっても無駄なことはひとつもありません。調剤室から一歩外に出るだけで、初めて知ることがたくさんあるはず。

たとえば、OTCの棚の充填や掃除を手伝うことで、普段ゆっくり見ることのない商品のキャッチコピーや商品の配置も覚えるでしょう。今すぐでなくとも、いつか必ず患者さん応対の中で役立つはずです。

> **Hint**　損得だけで考えず、調剤以外にも興味を持って積極的に手伝おう！

10 職場の人間関係⑤ 薬局オーナーとのコミュニケーションは？

Question.

個人経営の薬局で働いています。オーナーは薬剤師ではないのですが、自分の知り合いの患者さんを優先するように言われたり、オーナーの副業の手伝いにかり出されたりと、公私混同が激しく、困っています。いい対処法はないでしょうか。

目の前のやるべきことを優先する

　私自身も同じような経験があるので、質問者さんの気持ちはとてもよくわかります。ここで押さえておきたいのは、社会では理不尽と感じられることが起こるものだということ。悔しいことに、「自分がやる必要がないこと」をやらなければならない場面は、今の薬局に限らず、これからの人生でいくらでもあると思います。憤慨する気持ちもわかりますが、**少し考え方をシフトしてみてはいかがでしょうか。**

　個人的な話になりますが、私自身は、たとえばおつかいを頼まれたときは、薬剤師の仕事以外の経験ができる機会なので、楽しむことができました。「患者さんが多くて大変だったから、気分転換できてラッキー」くらいに思っていました。要は気の持ちようなのです。薬剤師として勤めているのですから、調剤などの薬剤師業務をこなすのが当然ではありますが、「たまには、調剤と違うことをやってみるのもいいかも」くらいに柔軟な気持ちを持つことで、普段とは違う気づきが得られるかもしれません。薬局以外の業務を経験することで、いつか患者さんの話を聞くときの役に立

つかもしれないのです。

オーナーから仕事を頼まれる際は、質問者さんの手があいているときならいいですが、**もし調剤業務など本来やるべきことがあって忙しい状況であれば、その旨をはっきり伝えましょう。**目の前にある業務、待っている患者さん応対を優先する場合、正直に堂々と、今なすべきことが何かについて具体的に説明します。薬局を運営するうえで欠かせないとわかれば、オーナーも無理強いはしないはずです。相談のように薬剤師資格を持っていないオーナーであれば、専門用語を使わずわかりやすい説明を心がけましょう。

特別扱いではなく、一人の患者さんとして対応する

「知り合いの患者さんを優先するよう言われる」というケースも少なくないと思います。患者さんが多いときや、混雑して待ち時間が長いときなどに「この患者さんを先にして」と言われると、本当に困りますよね。

薬を渡す順番については、もともと処方内容等によって前後することがあります。さらに、具合が悪い患者さんや「どうしても早く薬がほしい」という患者さんがいれば、その方の薬を早くつくって出すこともあるはずです。すべての患者さんに平等にできれば素晴らしいと思いますが、現実的に「順番どおり」は難しく、オーナーの知り合いでなくても、時と場合によって融通しているというのが実際のところでしょう。

具合が悪い患者さんとオーナーの知り合いを並列で考えるのは納得がいかないかもしれませんが、たとえば、知り合いの患者さん本人が薬局に来たら、また受けとめ方が変わるはず。処方せんを受け取ったら、知り合いもそれ以外も、みんな薬局の患者さん。処方せんを預かり、薬をつくることには変わりがないので、大勢いる中の一人の患者さんに薬を渡す、というように考えて対応してみるといいかもしれません。

> **Hint**
> 気の持ちようで、理不尽なことも楽しめる。
> 長い目で見て、冷静に判断しよう。

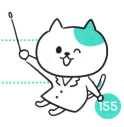

11 職場環境の改善①
調剤ミスを気にしない雰囲気だったら？

Question.

私は転職したばかりです。先日、薬の監査をしていたところ、同僚の調剤ミスを発見しました。すぐに指摘をして、患者さんには正しい薬を渡すことができましたが、ミスをした本人も、周りの同僚もまったく気にしていない様子。これでいいのでしょうか？

誰もが起こす可能性があるのが調剤ミス

　調剤ミスを発見して、正しい薬に取り替える。薬局では、決して珍しい光景ではありません。誰もが調剤ミスを起こさないように注意してピッキングすると思いますが、それでも間違えてしまったとき、まったく気にしない薬剤師がはたしているでしょうか。私自身、長く調剤に携わってきましたが、ミスをしても何も感じない薬剤師というのがまるで想像できません。どんなベテランでも、どんなに小さなミスでも、落ち込んだり、反省したり、対策を考えたりするものです。運よく監査でミスに気づいて過誤を防ぐことができ、「間違った薬が出なくてよかった」とホッとすることはあっても、「気にしない」ことはありえない気がします。

　薬剤師は、薬がもたらす効果や影響を知らない素人とはわけが違います。質問では「まったく気にしていない」とありますが、本当にそうなのでしょうか。実は、言葉や態度とは裏腹に、何か思うところがあるのでは？　と思わずにいられません。

🔖 ミスを指摘するときは「言い方」に注意

　質問者さんは転職したばかりとのこと。職場を変わったときは、入る側も迎える側も、お互い「どんな人かな？」と様子を伺う期間があると思います。その、まだ相手のことをよく理解していないときに、ミスを指摘されたら、指摘された側はどんな気持ちになるでしょう。気心が知れた間柄であれば「ごめんなさい！　見つけてくれてありがとう」と瞬時に反応できますが、まだ言葉も多く交わしていない状態では、どうしてもよそ行きの対応をしてしまう気がします。

　ましてや、「この薬、間違ってます！」と、いきなり言われたとしたら、どうでしょう。内心、「しまった！」と反省したとしても、新しく入ってきたばかりの薬剤師に指摘された恥ずかしさで、「あ、そうですか」と軽く流すフリをしたのかもしれません。ミスをした側がそのような態度をとることはもちろん感心しませんが、気にしていないのではなく、**気にしているからこその「気にしていないフリ」の可能性もある**のです。

　相談者さんが転職したばかりということを考えると、新しい職場にいろいろな期待をして転職したところに、予想もしない反応が返ってきて、ショックを受けたということもあると思います。憤る気持ちもわからなくもないのですが、この件だけで「薬剤師としてこれでいいのか？」と決めつけるのは早計のような気がします。

　この先何カ月たっても、同じような調剤ミスへの反応が見られるのであれば、たしかに問題だと言えます。患者さんの命を預かる医療人として、薬のプロとしての自覚が足りないと言えるでしょう。このような場合は、万一の危険も考えて、早めに上司に相談する必要があるかもしれません。

　ただし、新しく入ってきた人が強く主張すると、職場内の人間関係がこじれることもありえます。まずは職場に馴染んで仲間として受け入れられてから、業務改善の提案というような形で相談するといいでしょう。

ミスを気にしない人はいないはず。
ミスを指摘する「言い方」を振り返ってみよう！

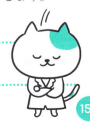

12 職場環境の改善②
職場のうわさ話や悪口にどう対応したらいい？

Question.

誰かが席を外せば、その人のうわさ話や悪口を話しはじめる人がいて、職場の人間関係もギスギスしています。うわさ話や悪口を減らしたいと思っていますが、私にできることはあるでしょうか？

😣 うわさ話にできるだけ加わらない工夫を

　病院をはじめ医療機関全般にあてはまるのですが、女性が多い職場ということもあり、残念ながら、質問のようなうわさ話や悪口が好きな人はどの職場にも少なからずいるようです。うわさ話や悪口は職場の雰囲気を悪くしてしまうものですし、何より、そういう話を万が一でも患者さんに聞かれてしまったら、薬局のイメージが台なしです。とくに薬局は狭い空間で作業することが多いため、お互いに気持ちよく仕事をしたいものです。

　そこでまず意識してほしいのは、**うわさ話や悪口に加わらない**ことです。話しかけられたら、「○○をやらなくちゃ」とそれらしい理由をつけて席を立つ。うわさ話がはじまったら、「そうそう、電話する用事を片づけちゃおう」などと、何か仕事を思い出したかのように、さりげなくその場を離れてみましょう。

　休憩時間や食事中で席を立つのが難しい場合は、できるだけ話に加わらないようにします。状況にもよりますが、本を読んだり、眠るふりをするなど、会話に参加しない方法を考えましょう。しかし、同じ空間にいるだ

けで「一緒に聞いていた」「悪口に参加していた」と思われるかもしれず、最良の手段というわけではありません。

🔖 話題を前向きな話題に切りかえる

おすすめしたいのは、**話題を変えるように仕向ける**ことです。一番いいのは、その場にいるみんなに共通する話題を持ち出すこと。みんなが興味を持つような別の話題を提供するのです。

たとえば、悪口がはじまったら、いかにも急に思い出したかのように「そうだ！　昨日のテレビで、こんなことを言っててね」と、別の話題を振ってみましょう。要は、**悪口を言いたくても言えないような雰囲気をつくってしまう**のです。日常生活にまつわる話でもいいですし、あるいは、業務改善について「待合室の掲示物、そろそろ次の季節ものに変えてもいいと思うけど、何がいいかな？」というように、身近で誰もが参加できるような話題を提供してみましょう。

特定の人に対する悪口や苦情が多く出る場合は、どうすれば改善されるかをみんなで考えてみてもいいと思います。たとえば、挨拶をしないスタッフがいて周囲が不満に感じているのであれば、「来月の目標、挨拶にしてみたらどうかな」「みんなで声を出し合って、自然に挨拶する機会が増えるようにしよう」などと薬局全体で取り組む提案をしてもいいでしょう。

業務中の私語や悪口については、それによって集中力が低下して調剤や監査でミスが出たり、近隣の医療機関の人に聞こえて連携に支障が出るようなことは絶対に避けたいところです。

実際にやってみると難しいかもしれませんが、ほんの少しのきっかけで雰囲気ががらりと変わることもあります。自分が率先して前向きな提案をすることで、働きやすい職場になるようにがんばってください。

> **Hint**　できるだけうわさ話に加わらず、仕事にプラスになる提案をして、話題を切り替えてしまおう！

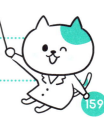

13 職場環境の改善③ 一人薬剤師で監査するときは？

Question.

一人薬剤師、事務員1名の薬局で1年ほど働いています。近所に新たな内科クリニックが開設されるという話があり、処方せん枚数がかなり増えそうです。薬剤師の増員はすぐには難しいようで、監査の体制が不安です。ミスを減らす、よい工夫はあるでしょうか。

声出し、指差し確認、ひと呼吸入れてリセット

　調剤業務は気の抜けない時間の連続。何度も確認して不安を払拭するのが一番確実です。一人でピッキングから監査、投薬まで行なうという場合、**それぞれの過程で声を出しながら、また指差し確認を行ないながら作業する**ことが有効です。"なあなあ"にならないように、声出し・指差し確認の動作でメリハリをつけて、その瞬間に意識を集中します。

　また、1枚の処方について、ピッキングから監査まで連続して行なうよりも、**間にひと呼吸入れて気分をリセットする**こともおすすめします。たとえば、ピッキングを複数処方まとめて行ない、一度その場を離れて、薬の充填など違う作業を行なう。1〜2分でもいいので間を置いてから、あらためて監査に向かう。とにかく、連続して流れ作業的に行なうのではなく、ピッキングの後、処方せんから離れて頭をリセットし、時間を置いてから初見のような気持ちで監査するのです。ただ漫然と監査に臨むのと違って、ミスを発見しやすくなります。

　また、処方監査やピッキング中に気づいたことなどは、すぐにその場で

メモをとったりふせんをつけたりして、忘れてしまわないように工夫をします。とくにハイリスク薬の処方等では、処方せんや薬歴に印をつけて目立たせるなど、自身が見逃さないような注意喚起の方法を考えましょう。

日頃からコミュニケーションをとり、患者さんの協力を仰ぐ

どれほど集中しても、一人調剤でできることは限られます。質問者さんの職場には事務員が1名いるとのことなので、**声出し確認の声を聞いて「今のは○○の間違いかも？」と思ったら、遠慮なく指摘してもらう**など、協力体制を整えておきましょう。

さらに、**投薬時には患者さんと一緒に薬の確認を行なうことを習慣づける**といいと思います。患者さんにとっては自分が飲む薬ですから、定期薬であれば違いに気づきやすいものです。初めて処方される薬でも、説明の言葉とシートの印字が異なる、薬剤情報紙やおくすり手帳の写真と色が違う、などの細かい点に気づいてくれる可能性もあります。

薬の名前と数量を口に出して説明しながら、実物を一緒に確認するのは、かなり面倒な作業ですが、その手間暇がミスの予防につながります。ただし、「患者さんにも見てもらったから安心」と油断せず、患者さん一人ひとりと向き合うたびに気を引き締めてチェックしましょう。

投薬時の確認では、患者さんによっては「忙しいから、チェックしなくても大丈夫」と断られることもあるでしょう。そういうときに、日頃からの患者さんとのコミュニケーションがものを言います。普段から気軽に声をかけて、何でも話せる雰囲気づくりを心がけておくと、いざというときに「お忙しいと思いますが、念のため、数を見てもらえますか？」などと協力してもらいやすくなります。

何かトラブルが起きたとき、「一人薬剤師だから」という言い訳は通用しません。ひとつずつの作業に丁寧に慎重に向き合いましょう。

> **Hint**
> 一人薬剤師だからこそ
> 患者さんとのコミュニケーションを大切に！

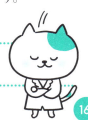

6章 みんなが働きやすい環境をつくる職場コミュニケーション

Column 6
トラブルも多い薬局の仕事

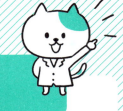

　薬剤師は、他業種の人からはきれいな仕事だと思われるようですが、調剤薬局に勤めていると、本当に予想もつかないことがあります。あくまでも私の考えですが、薬局の仕事は力仕事が多いし、クレームはもちろんありますし、それ以上にこわい思いも何度もしてきて、決してきれいな仕事ばかりではないというのが本音です。

　私の経験をお話しすると、初めて勤めた調剤薬局に、包丁を持った男性が入ってきたことがありました。何か意味不明なことを口走っていますが、まるで聞き取れません。小さな薬局で、待合室も本当に狭かったのですが、患者さんもいらっしゃいました。私は動転して固まってしまうばかりでしたが、私より年長のパートさんが機転をきかせてうまく対応し、近くの交番に連絡して事なきをえました。後にも先にも包丁を振りかざしている人を見たのは、あのときだけです。

　患者さんに殴られそうになったこともあります。今になって思えば、私の対応が至らなかったのですが、期限切れの処方せんをお持ちになった患者さんのご家族が、休診日のため医師と連絡がとれない旨の説明に納得されず、突然コブシがビュンと音を立てて目の前を通り過ぎました。同僚が後ろから白衣を引っ張ってくれなかったら、間違いなく殴られて怪我をしていたと思います。こわいもの知らずもいい加減にしないと、と思った出来事でした。

　また、薬局の待合室に浮浪者が居座り、いくら説明しても動いてくれず、待合室に独特な臭いが充満したこともありました。いつのまにか出ていきましたが、交番との連携を真剣に考えるきっかけになりました。

　きれいごとでは済まされない薬局の仕事ですが、患者さんからもらう「ありがとう」のひと言が、どんなときも大きな励みとなりました。

7章

チーム医療を円滑にする他職種とのコミュニケーション

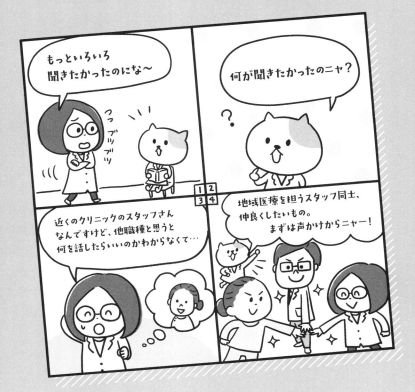

01 医師とのコミュニケーション①
疑義照会したとき、医師から怒られたら？

Question.

処方せんの内容を確認したところ、用量のことで少し疑問に感じる点がありました。そこで「用量が違うと思います」と医師に電話をかけたのですが、強い口調で怒られ、電話を切られてしまいました。今後、この医師に疑義照会をするのがこわいです。

「間違い」と決めつけず、「確認」「お伺い」のスタンスで

誰でも、自分の意見を正面から否定されると、いい気持ちはしないもの。顔が見えない電話であればなおさらです。医師でなくとも、思わずムッとしてしまうこともあるでしょう。この場合、もしかしたら、医師は正しく指示を出したのに、事務方が入力ミスをしてしまったのかもしれません。それをいきなり「用量が違います」と言われたとすれば、おもしろくないのは当然です。

まずは気持ちよく仕事をしていくために、ビジネスマナーをしっかり守りましょう。たとえば、電話がつながったら、まず**「いつもお世話になっております、○○薬局の田中です」「お忙しいところ申し訳ありません。お伺いしたいことがあるのですが、少しお時間よろしいでしょうか」**などと日頃の感謝と挨拶の言葉を伝えます。そのうえで、**「前回は1日3回でしたが、今回1日2回に変更ということでよろしいですか」**というように、確認やお伺いをする形で尋ねます。

「間違っている」と決めつける言い方は、処方の間違いについての指摘

ということにとどまらず、医師その人を否定したり非難しているように聞こえてしまう可能性もあります。そんなつもりはなかった、と言っても後の祭りですから、十分気をつけたいところです。

また、丁寧な言葉づかいを意識するのは大切ですが、丁寧すぎるのも考えもの。医師が診察中であればなおのこと、**簡潔にわかりやすく用件を伝えられるよう、電話する前にあらかじめ要点をメモしておく**と安心です。照会後は「お忙しい時間にご対応ありがとうございました」などのお礼の言葉も忘れずに伝えましょう。

「機嫌が悪い日もある」と柔軟に受けとめる

強い口調で電話を切られてしまったからといって、「この医師はこわい」と決めつけるのもどうかと思います。たしかに、こわい思いをしたのかもしれませんが、医師も人ですから、機嫌のいい日があれば悪い日もある。体調がすぐれないこともあるでしょう。あるいは、診察が立て込んで忙しいときに電話を受けてしまい、イライラしてしまったのかも。誰でもそのときの気持ちが思わず口調や表情に出てしまうことはあります。疑義照会したときの医師が厳しい口調だったとしても、電話では無愛想に聞こえてしまうだけで、普段は穏やかでやさしい先生かもしれません。

電話では相手の顔が見えませんから想像するしかないのですが、「今日はたまたま機嫌が悪かったのかも」「今回は忙しい時間に電話してしまい、タイミングが悪かった」と柔軟に受けとめる心の余裕も、ときには必要です。一度や二度疑義照会で冷たくあしらわれたとしても、質問者さん自身が否定されたわけではないのです。

次に対面の機会があれば、「いつもお世話になり、ありがとうございます」と元気に明るく挨拶してみましょう。医師の印象ががらりと変わるかもしれません。

 一度の疑義照会で「こわい」と決めつけず、柔軟に受けとめよう！

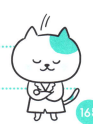

02 医師とのコミュニケーション②
医師と上手にコミュニケーションをとるためには？

Question.

疑義照会のとき、ムッとした口調で受け答えをする愛想のないドクターがいます。職場のメンバーは、このドクターに接するのを嫌がるのですが、私は仕事を進めやすくするためにも、ドクターとの関係をよくしたいと思っています。何かよい方法はありますか？

嫌がる気持ちは、相手に伝わってしまう

　医師のもとには、疑義照会に限らず、複数の問い合わせなどの電話がかかってきます。患者さんが混み合って診察に検査にと忙しい中、電話が入ると診察や作業が中断します。疑義照会にもいろいろありますから、内容によっては「こんなささいなことで手を止められるなんて」と、思わずムッとしてしまうことは、十分考えられます。

　また、疑義照会は電話で行なうことが圧倒的に多いと思いますが、顔が見えないだけに、言葉づかいや間の取り方などにも気をつけましょう。医師にしてみれば、ごく普通に話しているつもりでも、早口で答えだけをひと言で伝えるような話し方が、相手に対して威圧的な態度や愛想のない受け答えと感じさせるのかもしれません。

　疑義照会の際は、こうした可能性も頭に入れて、**「またあの先生に問い合わせか、嫌だなあ」というような思いを強く持たない**ことが大切です。「この先生はいつもぶっきらぼうでこわい」などと思っていると、それが電話越しに相手に伝わってしまいます。人は、自分のことを苦手だと思ってい

る相手に対して、好意を持つことはありません。まずは苦手意識を持たないよう努力して、「診察中にお手間をとらせて、申し訳ありません」という謙虚な気持ちで、疑義照会に臨みましょう。

直接顔を合わせるきっかけをつくり、顔と名前を覚えてもらう

　医師と良好な関係をつくるためには、とにかく顔を合わせる機会を持つことが大切です。「単純接触効果」として有名ですが、人はくり返し接することで警戒心が薄れ、好感度が高まると言われています。業務の前後や休憩時間にすれ違うことがあれば、「お疲れさまです」「午後もよろしくお願いします」と声をかける。こんな小さな積み重ねの中で、「薬局の〇〇さんだ」と顔と名前が一致するようになれば、電話で名乗るだけで相手の顔が思い浮かび、つっけんどんな対応をしにくくなります。

　なかなか医師と直接会う機会がないという場合は、**まずは病医院のスタッフと接する機会を有効に使いましょう**。近隣のクリニックであれば、疑義照会済みの処方せんに確認印をもらったりする役目を率先して引き受けます。顔を覚えてもらったら、新規採用の薬の資料などを用意して、「5分ほどお時間をいただけないでしょうか」というように医師にアポイントをとってみましょう。たとえ面会がかなわなくても、資料を届けたり、くり返しアプローチを続けることで、自然とスタッフの印象に残るでしょう。「熱心だな」と感じてもらえれば、医師に積極的に取り次いでくれるかもしれません。

　スタッフと気さくに話ができるようになったら、医師の性格やクセなどを尋ねてみてもいいでしょう。案外、愛想がないと感じるのは、医師が恥ずかしがりの性格のせいかもしれません。また、医師の機嫌がいい時間帯や曜日などの情報をシェアしてもらえれば、その時間を狙って面会をお願いすることも可能になります。

 直接顔を合わせる機会をつくり、
まずは顔と名前を覚えてもらう努力をしよう！

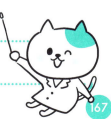

03 医師とのコミュニケーション③
医師が疑義照会に応じてくれないときは？

Question.

処方元であるクリニックの医師が、疑義照会に応じてくれません。多忙を理由に断られたり、その後、連絡がとれてもこちらの確認には答えてもらえず、「そのまま出してください」と言われたり……。先生との関係を改善するには、どうしたらいいですか？

◎ 自分から心を開いて「ひと対ひと」の関係性を築く

　医師も人ですから、気分や状況にかかわらず誰に対しても気持ちよく対応してくれるとは限りません。もしかしたら、過去に疑義照会で不愉快な思いをした経験があるのかもしれません。あるいは、単に電話嫌いという可能性も考えられます。

　医師との関係をよくしようと思ったら、まずは「ひと対ひと」の関係性を築くことからはじめましょう。人は、相手の顔がわからない状況では、よほどのことがない限り、愛想よく対応することは少ないと思います。本章の2項でもお伝えしたように、まずは**積極的に機会をつくって、医師に顔と名前を覚えてもらう**努力をしましょう。

　たとえば、クリニックを訪れる際は、明るい笑顔で「こんにちは！ ××薬局の○○です」と元気よく挨拶しましょう。挨拶の「挨」の字には、相手を受け入れる、心を開く、「拶」には相手に迫る、近づくという意味があります。挨拶は元々**「心を開いて、自分から相手に近づく」**ものなのです。直接医師に会えなくても、受付や看護師などスタッフの人たちと顔

見知りになれば、自然と会話も増え、何かの機会に「薬局の○○さん、いつも明るくて感じがいいよね」というような話題が出て、医師の耳に入るかもしれません。また、スタッフとの会話から医師の趣味などを知ることができれば、関係改善の大きなチャンスです。

私の経験ですが、無愛想でいつも怒ったような話し方をする医師に帰り道で挨拶した際、「先生、ネコを飼っていらっしゃるんですね」とペットの話をしたところ、急に相好を崩してやさしく話しはじめました。後で、恥ずかしがりの先生だとわかったのですが、その後は電話でも面会でも、気持ちよく対応してくれるようになりました。

忙しい医師だからこそ書面で情報提供を

急ぎの疑義照会であれば、電話で長々と返事を待つより、**直接クリニックまで出向く**という手もあります。医師の返事をもらえるまで待つことになりますが、それも熱意を伝える機会ととらえるといいでしょう。

時間に余裕があるのであれば、**医師に伝えたい内容を書面にまとめて届ける**という方法もあります。書面にすれば、医師が都合のいい時間に目を通すことができますし、とくに数字が必要な資料であれば、書面のほうが理解しやすいというメリットもあります。用件を簡潔にまとめ、ときには表や図なども用いて「見やすく、わかりやすく」を意識しましょう。参考資料を添えれば、信頼度も増すはずです。

手間がかかるかもしれませんが、投薬中に得た患者さん情報などをわかりやすくまとめた書面を何度も目にすれば、診療の役に立つこともあるかもしれませんし、「あの薬局には熱心な薬剤師がいるんだな」という印象にもつながります。タイミングよく知りたい情報を薬剤師が提供することができれば、「薬剤師もなかなか役に立つ」と認識が変わっていくかもしれません。

> **Hint** 情報提供など小さな積み重ねが信頼につながる。
> 役に立つと思ってもらえるまで、あきらめないで！

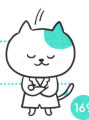

04 医師とのコミュニケーション④
電話で面識のない医師へ問い合わせるときは？

Question.

地方で処方を受けた患者さんについて、面識のない医師のいるクリニックへ問い合わせをしなければなりません。電話応対はもともと得意ではないのですが、顔も知らない相手に電話をするのは緊張します。失礼のない電話応対のコツはありますか？

面識の有無にかかわらず、しっかり事前準備する

　「電話応対が苦手」という薬剤師は少なくないようです。ましてや、どんな人物なのかまったくわからない状態で、医師に問い合わせの電話をするのは不安でしょう。疑義照会をする際の注意点は、面識の有無にかかわらず、基本は同じです。一番大切なのは、**電話をかける前の準備**。質問事項を書き出し、必要であれば資料を手元に用意して、尋ねられたらすぐに答えられるよう、該当箇所にふせんやマーカーで印をつけるなど、万全の準備をしておきます。この際、準備に集中するあまり、患者さんをお待たせしていることを忘れてしまうことがないよう十分気をつけて、素早く作業を進めましょう。

　問い合わせの電話をかける時間については、**急ぎの用件でなければ午前中など忙しい時間帯は避けたい**ところです。しかし、患者さんが来局するタイミング次第ということもあり、混雑する時間に当たってしまう可能性もあります。病院や地域によって、休憩時間や忙しい時間帯が異なることも考えられます。そこで、電話がつながったら、まずは**「お忙しい時間に**

申し訳ございません」とはっきり伝えます。電話では相手の顔が見えないからこそ、できる限りの気づかいの姿勢を示しましょう。そのうえで、所属と名前を名乗り、問い合わせる患者さんの名前や相談事項について簡潔に伝えます。あらかじめメモを用意しておけば、多少緊張していても、用件をもらさず伝えることができるはずです。

　医師の回答をもらったら、最後にもう一度「お忙しいところ、ありがとうございました」と、お礼の言葉を伝えましょう。忙しい医師を気づかう挨拶や感謝の気持ちを丁寧に伝えることができれば、たとえ忙しい時間帯の電話であっても、先方もごく普通に対応してくれるはずです。

　緊張のしすぎで声が小さくなったり、早口になったりすると、用件をしっかりまとめていても聞き取りにくくなってしまいますから、声の大きさや話すスピードにも意識を配れるといいですね。

くり返し練習して、敬語の自信をつける

　今回の相談者さんに限らず、電話が苦手という人は「敬語に自信がない」のが大きな理由のひとつのようです。だとすれば、**敬語に自信が持てれば、電話への苦手意識がかなり軽減する**とも言えそうです。

　敬語をうまく話せるようになるコツはただひとつ、「慣れること」。つまり、練習するしかありません。敬語の本を読んで知識を得ることも大切ですが、いくら知識があっても、実際に声に出して使えるようになるためには、ひたすら何度も口にして慣れるしかありません。

　敬語が上手な先輩の話し方を真似したり、丁寧な敬語で書かれた文章を音読するなど、とにかく何度も何度も声に出して練習する。日頃から意識して敬語を使うように努力すれば、自然に上達します。

　敬語は、ただ覚えて使えるようになればいいというものでもありません。一番大切なのは「相手を敬う気持ち」。相手が心地よいと感じる話し方を意識しましょう。

> **Hint**　問い合わせの電話は、事前準備がポイント。敬語に自信を持てれば、苦手意識も軽減！

05 医師へ上手に処方提案をする方法は？

医師とのコミュニケーション⑤

Question.

300床程度の総合病院に勤務しています。最近はチーム医療の一環として、以前よりも患者さんに関わることが増えてきました。それに伴い、医師に処方提案を行なう機会も増えたのですが、医師とのコミュニケーションは難しいと感じることも多いです。

自分から声をかけて、熱意や人となりをアピールする

　医師は実際に、目も回るような忙しさで、声をかけるのも気が引けると思います。しかし、厚生労働省の調査によれば、8割もの医師が病棟薬剤師の配置を評価しています。そうとわかれば、自信を持ってアプローチできますね。

　アプローチも、医師の姿を見つけたらいつでもどこでも、というのではさすがに迷惑をかけてしまうかもしれません。信頼関係を築きたいと思うのであれば、最初が肝心。まずは、**医師の手が比較的あいていそうな時間**などを調べてみましょう。忙しくて医師がなかなかつかまらないということであれば、**病棟や外来の看護師やクラークに、医師のスケジュールを尋ねてみてもいい**と思います。暇な時間はほとんどないと思いますが、それでもひと息つくタイミングはあるはず。様子がわかれば、あらかじめアポをとってもいいでしょう。忙しい中、時間をとってもらうことへの気づかいを見せることで、医師に受け入れてもらえる可能性が高まります。

　処方提案をスムーズに進めるためには、ある程度心を開いて話ができるような状況になっているのが理想です。前もって時間に余裕がある場合は、

その医師の専門分野について質問をして教えをこい、何度か質問を繰り返しているうちに「熱心な薬剤師だな」と印象に残るはず。そのタイミングで提案を切り出せば、医師も聞く耳を持ってくれるでしょう。

初対面の医師の場合も、自己紹介等でその場の空気が温まってから提案するのがポイント。共通点を見つけて話題にすれば、「話しやすい」「気が合いそう」といった印象を与えることができます。これは、「同調効果」とも言われる**「ミラーリング効果」**によるものです。院内部活動や出身地の話題など共通点を探して、短時間でも人となりが伝わるような会話を意識しましょう。

🖉 プライドが高いからこそ、強い信頼関係が築ける可能性も

医師にもいろいろなタイプの人がいますから、プライドが高い医師も中にはいるでしょう。だからといって、提案しても受け入れてもらえないかもと思い込んでしまうのはもったいないこと。**必要以上に及び腰になってしまっては、せっかくの提案も報われません。**

「こわそうだな」「プライドが高そうで、ちょっと苦手」などと思っていると、その思いは相手にも伝わってしまいます。「受け入れてもらえないかも」と緊張してしまう気持ちもわかりますが、前向きに気持ちを切り替えましょう。

私の経験では、プライドが高くてこわそうなイメージの医師ほど、いったん受け入れてもらうと想像以上に親しくなれるものです。医師も人であることには変わりなく、しかも患者さんの治療のために昼夜を問わず熱心に学び勤しんでいます。**忙しいからこそ、求めている情報を的確に、ここぞというタイミングで提供できれば、信頼は一気に高まります。**

患者さんのためを思う気持ちは、医師も同じ。最初のうちは医師に不愉快な顔をされるかもしれませんが、勝手な思い込みで壁をつくらず、くじけずに何度でもチャレンジしましょう。多くの医師が薬剤師からの積極的な提案を待っているはずです。

> **Hint** 思い込みで勝手に壁をつくらないこと！
> タイミングを見計らって、声をかけよう。

7章 チーム医療を円滑にする他職種とのコミュニケーション

06 病棟でのコミュニケーション①
薬剤師にばかり要望を訴える患者さんには？

Question.

ある入院患者さんは、私には体調や薬の副作用について話すのに、ドクターには言いません。信頼されているのはうれしいけれど、あまりにもその回数が多く、その方の疑義照会ばかりしています。直接ドクターに言ってもらうためには、どうしたらいいでしょう？

💬 医師に伝えると嫌われると思っているのかも

　薬剤師に何でも相談してくれる患者さんがいるのは、本当にうれしいことですね。頼りにされている証拠ですから、面倒に思わず丁寧に対応を続けてほしいと思います。くれぐれも、忙しいときに「これからは直接、先生に伝えてください」などと手のひらを返すような態度を見せないようにしましょう。ほんの軽い気持ちだったとしても、不用意なひと言で患者さんが心を閉ざしてしまうというのはよくあることです。

　この患者さんが、医師あるいは看護師などの病棟スタッフに直接話さないのはなぜでしょう。対策を考えるうえで、**患者さんが「医師に言わない」理由を探ってみる**のが手っ取り早い方法だと思います。

　たとえば、普段の挨拶などの会話の中で、さりげなく「○○先生はやさしいですよね」と話題を振ってみます。患者さんの反応を見ながら話を続けるうちに、なぜ医師に言わないのか、患者さんの本音が見えてくるはずです。「あの先生は、いつも忙しそうで私と目を合わせようとしない」と言われたら、「そうだったんですね。実はとても恥ずかしがり屋の先生な

のかもしれませんね。一度声をかけてみたら、やさしい先生だとわかりますよ」などと、さりげなくフォローしましょう。

「こわそうで話しかけにくい」「どうも相性が悪くて」ということであれば、無理強いはせずに、薬剤師が積極的に間に入って、医師に情報提供しましょう。また、長年同じ医師に診てもらっている場合、「先生は忙しいから、余計なことを言って手をわずらわせてはいけない」と思い込んでいたり、「何か言って怒らせてしまったら、ちゃんと診てもらえなくなる」とありもせぬ不安を抱いて、言いたいことを言わずに我慢しているケースも少なくありません。医師の立場で考えてみれば、何でも話してくれたほうが適切な治療につながるのですが、とくに高齢の患者さんは、こうした思い込みが強い傾向にあります。

この場合も、直接医師に伝えるよう無理にすすめるのではなく、薬剤師が必要な情報をしっかり聞き出して、医師に伝えればいいでしょう。「先生は、患者さんが何でも気軽に相談してくれると、うれしいものですよ」「そんなことで嫌いになったりしないから、安心して話してみてください」というように水を向けてもいいと思います。

「薬のことは薬剤師に」と思い込んでいる可能性も

違う角度で考えてみると、患者さんが**「薬に関することは薬剤師に言わなければならない」と思い込んでいる可能性もあります**。処方変更は医師の指示が必要などという医療者側の常識について、患者さんが知らないことはいくらでもあります。ベッドサイドまで来て具合を尋ねてくれる薬剤師の存在があると、その役割を誤解して「薬が効きすぎてフラフラするから、薬剤師に伝えて変えてもらおう」と思っても不思議ではないのです。

処方変更に関する相談を受けたときは、「お薬は先生の指示をいただかなければ変えられないので、相談してみますね」と患者さんにわかるように伝えましょう。

Hint 患者さんの真意を探ったうえで、医師に情報提供するのも大切な薬剤師の仕事！

07 病棟でのコミュニケーション②
不機嫌そうな患者さんへのアプローチ方法は？

Question.

病棟でのベッドサイド業務の際、いつも不機嫌な様子の患者さんがいます。医師や看護師にはそれなりに話をしているので、カルテなどで、なんとか情報を補っている状態です。前任の薬剤師にも同様の態度だったらしく、服薬指導に拒否感があるようです。

😊 自分の言動が原因になっていないか、振り返る

　病棟に行くことに苦手意識を持っている薬剤師は意外と多いもの。私も病院勤務の最初の頃は、薬局以外の場所ではそわそわして落ち着かず、他部署を訪れると早く薬局に帰りたくて仕方ありませんでした。

　しかし、ここで気をつけたいのは、「居心地が悪い」「早く薬局に戻りたい」と思っていると、それが周囲にも伝わってしまうということ。私自身、病棟スタッフから「最初の頃は、おどおどしてたよね」などと言われて、そんなふうに見えていたのか、と驚いたものです。

　スタッフに伝わるだけならまだしも、患者さんにも同じように伝わってしまうかもしれないので要注意。ましてや無視されている患者さんと対面するのであれば、緊張や居心地の悪さに加えて、苦手意識や動揺が表情やしぐさなどに出てしまう可能性もあります。「今日も話してくれないんだろうな」などと思っていれば、たとえ無意識であっても、自分が考えている以上に相手に伝わってしまうもの。厳しいようですが、患者さんが心を閉ざしてしまう原因をつくっていないか、自らの言動をしっかり振り返っ

てみるいい機会かもしれません。

🔖 自己紹介をして、自分から積極的にアピール

　前任者から同様の状態が続いているとすれば、よほどのことがない限り、今さら薬剤師と話をする必要性を感じてもらうのは難しそうですね。

　そこで、**現状を打開するために、自己紹介する**ことをおすすめします。「今さら？」と思うかもしれませんが、患者さんのもとを訪れる病院職員は数多く、いくら名前を名乗っても次から次へと違う職種のスタッフが来るので、なかなか覚えてくれません。とくに、検査技師や栄養士、薬剤師など看護師以外のコメディカルは、みんな同じような人に見えてしまい「その他大勢」とひとくくりにされてしまいがちです。

　そこで、あらためて顔と名前を覚えてもらい、どんな仕事をするのか、なんのために病室まで来るのか、などをしっかり理解してもらうために、自己紹介をしましょう。「薬剤師の村尾です」という簡単な自己紹介ではなく、ここは少し突っ込んで、人となりが伝わるような自己紹介をめざしましょう。すでに何度も顔を合わせている患者さんの場合は、「今までなかなかお話しする機会がなかったので、今日は少し自己紹介をさせていただけますか」などと前置きしてからはじめるといいでしょう。

　具体的には、**30秒から1分ほどの時間で、身近な話題を取り入れます。**たとえば、「薬剤師の村尾です。出身は○○ですが、今は市内に住んでいます。この病院に勤めて3年目です。スポーツが好きなので、院内でも部活動をしています」といった具合です。

　ここまでやれば、少なくとも顔と職種くらいは覚えてもらえるはず。たとえ無視されても明るく笑顔で声をかける。院内で姿を見かけたら、相手が気づかなくても積極的に自分から挨拶する。そして病室を訪れたら、短くてもいいので業務以外の世間話をしてみましょう。もちろん、どんなときでも笑顔を忘れずに。

> **Hint**　相手の心を開くには、まずは自分から。
> 自己紹介で興味を持ってもらおう！

08 病棟でのコミュニケーション③
看護師とコミュニケーションをとるコツは？

Question.

仕事中の看護師に声をかけるタイミングがよくわかりません。患者さんのために、ひと言伝えておきたいことがあっても、いつも忙しそうで……。このままではいけないとは思うのですが、上手にコミュニケーションをとるためのコツはありますか？

◎ まずは笑顔で挨拶することから

　私自身も病院に勤務した経験があるので、この状況はよくわかります。慣れるまでは、薬剤師にとってナースステーションの敷居の高さは格別で、サッカーの試合にたとえると、完全に"アウェー"状態。忙しく動き回る看護師を前に、ステーション内のどこにいても邪魔をしてしまうように感じられて、いたたまれない気持ちになったものです。

　その解決策としては、**ただひたすら「慣れる」**ということに尽きます。早く慣れるための方法として、まずは、ナースステーションを訪れるたび、「お疲れさまです！　薬局の○○です」というように元気よく挨拶することからはじめてみましょう。笑顔で明るく挨拶し、さらに名前も名乗れば、少なくとも「あの薬剤師、最近よく来てるな」と印象に残りやすくなります。

　最初のうちは返事をしてもらえないかもしれませんが、それでも挨拶を続けることが重要です。よその職場に出入りするのですから、相手に聞こえる声の大きさを意識して、「失礼します」「ありがとうございます」などと挨拶するのは、最低限のマナーです。

また、看護師さんたちの名前を早く覚えて、**声かけの際は積極的に名前を呼びかけましょう**。名前は個人に特有のもの。名前を呼ばれると、親しみや信頼を感じやすくなります。目を見て笑顔で名前を呼びかければ、自然にひと言ふた言、会話をかわすようになり、そのうち「これを薬局に持って行って」とちょっとしたおつかいを頼まれたり、患者さんについての話もできるようになります。

　看護師が忙しいのはいつものこと。暇になるのを待っていては、いつまで経っても話すきっかけは見つかりません。自分から勇気を出し、院内の身近な話題などを気軽に話しかけてみましょう。

🐾「こちらから歩み寄る」という謙虚な気持ちでチャレンジを！

　最初は、どのタイミングで声をかければいいか迷うと思います。様子を見て、忙しそうにしていれば早々に引き揚げ、時間をずらしてあらためて出直しましょう。**何度か足を運ぶうちに、申し送りなどの忙しい時間帯や比較的手があいていそうな時間がわかってくる**ものです。何度も足を運ぶのが難しければ、「報告したいことがあるのですが、お手すきの時間は何時ごろでしょうか？」と尋ねてみるといいでしょう。

　声をかける際は**「○○さん、今、少しお話ししてもいいですか？」**というように前置きをしてから。ここで一度や二度、つっけんどんな対応をされてもめげないことです。勤務中の看護師さんたちは目が回るような忙しさです。「看護師側から声をかけてくれる」のを待つのではなく、こちらから心を開いて話しかけましょう。

　意外に思うかもしれませんが、実は看護師側にも、薬剤師とどうやったらコミュニケーションできるかと考えている人が少なくありません。直接会って話をすることが、コミュニケーションを円滑にするポイント。時間の許す限り積極的に訪れ、気軽に声をかけましょう。

看護師もタイミングを待っているかも。
薬剤師側から心を開いて声をかけよう！

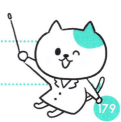

09 病棟でのコミュニケーション④
患者さんから看護師を代えてほしいと言われたら？

Question.

入院している患者さんから、「担当看護師の態度が悪いから、別の人に代えてほしい」と相談を受けました。このような場合、どうすればよいのでしょう。

💬 まずは「じっくり話を聴く」

　なかなか難しい相談を受けましたね。この患者さんの相談では、2通り状況が考えられます。ひとつ目は、**患者さんがただ単に愚痴をこぼしたくて話している**ケースです。この場合、じっくり話を聴くだけで、患者さんの気持ちがおさまる可能性が高いと思います。愚痴を言いたい気分のとき、話を聴いてもらうと自分が受け入れられたような気持ちになり、安心や満足を感じるものです。患者さんが愚痴を言う相手としてあなたを選んだのは、日頃から信頼を感じていて、「この人なら話を聴いてくれるだろう」と思ってくれた証。患者さんの気持ちをしっかり受けとめ、入院生活でストレスをためずに済むよう、心のケアをしてほしいと思います。

　患者さんの話をじっくり聴きながら、「たとえば、どういう点が気になりますか？」と水を向け、患者さんの本音を引き出してみましょう。

　私がよく耳にするのは、検査室や入院ベッドの仕切りカーテンの開閉についての不満です。本当にちょっとしたことなのですが、たとえば声かけをせずにカーテンを開けてしまったり、立ち去るときの閉め方が少しぞん

ざいで、隙間が開いた状態で去ってしまったり。わずかに開いたカーテンの隙間が気になり、外から見られているのではないかと不快になったり、外を歩く人と目が合い、恥ずかしい思いをしたとクレームを言ったりするケースです。医療者からすれば、ほんのささいなことかもしれませんが、患者さんによっては、その小さな隙間が大きな不満に感じられることもあります。「そうですか、それはたしかに気になりますね」と共感を示すことで、「私の不安な気持ちをわかってくれた」と、気がラクになることも多々あります。

　この際気をつけたいのは、**一緒になってその看護師さんの悪口を言わないこと**。あくまでも共感するだけにとどめましょう。いつ、誰が聞いているかわかりませんし、「薬剤師さんが、看護師さんのことをこんなふうに悪く言っていた」とつまらないうわさが広まってしまうおそれもあるからです。話に出てくる看護師さんのことを知っているなら、「看護師の○○さんは動きが機敏で、仕事が早いのでとても頼りになるんですよ」などとさりげなくフォローできれば、患者さんも「そんな違う面もあるんだな」と気づくきっかけになるでしょう。

🔖 クレームであれば、迅速に責任者に報告

　もうひとつ考えられるのは、**クレームとして看護師の交代を正式に依頼している場合**。これは、薬剤師の一存では動けませんので、迅速に対処することが求められます。

　患者さんは、誰に言えばいいのかわからず、とりあえず薬剤師に言ってみようと思ったのかもしれません。この場合は、まずは早急に直属の上司に相談し、上司から担当部署へ話を通してもらうといいでしょう。

　患者さん側が「そこまで大げさにしなくてもいい。でも、苦情としては伝えたい」というような雰囲気であれば、投書箱の利用を提案してみるという方法もあります。

> **Hint** じっくり話を聴くだけで気持ちがおさまることも。患者さんの本音を探ってみよう！

7章　チーム医療を円滑にする他職種とのコミュニケーション

10 在宅訪問のコミュニケーション
在宅訪問を行なう場合の注意点は？

Question.

近隣のクリニックの医師から、患者さんへの在宅訪問を依頼されました。患者さんのお宅を訪問するにあたって、薬剤師が気をつけるべきマナーがあったら、教えてください。

💬 出発前に身だしなみをチェック！

　在宅業務は、今後ますます増えていくと思います。少しでも訪問マナーに不安があれば、そちらが気になって本来の業務に集中できなくなるかもしれません。しっかり基本を身につけて、落ち着いて訪問できるようになりたいですね。

　まず、**出発前に気をつけたいのが身だしなみ。**白衣を着て行くことが多いと思いますので、できるだけきれいで清潔なものを選びましょう。ボタンがとれていないか、ボールペンやマジックのシミが目立たないかなども、チェックしましょう。ポケットにいろいろなものを詰め込んでいる場合は、必要最低限のものだけにして、それ以外のものは取り出します。調剤室で使うことの多いハサミやカッターなどの刃物類はとくに気をつけましょう。

　また、名札の着用も忘れずに。名札が真っすぐについているか、患者さんからよく見える位置についているか、患者さん目線でチェックします。小児科の処方せんを多く扱っている薬局などでは、名札にシールを貼ったり、マスコットをつけたりしている方を見かけることもありますが、名札

の本来の意味を考えて、シールやストラップは外したいところです。

また、見落としがちなのが靴下。「来訪者の足元」は意外と目につくもの。患者さんのお宅を訪問する機会が多いのであれば、とっさのときのために、ロッカーに清潔な替えの靴下を常備しておくといいでしょう。

基本は「笑顔」と「元気な挨拶」

到着したらインターフォンを押し、「こんにちは。○○薬局の佐藤です」と、薬局名と名前をしっかり名乗ります。最近はカメラ付きのインターフォンも多いので、**名乗るときはしっかり笑顔を意識します。**

冬のコート着用の時期は、インターフォンを押す前に脱いでおきます。真夏で汗をかいている場合は汗を拭き、ひと呼吸入れてからインターフォンを押しましょう。基本的には、お家の方が出てくるまでは、扉の前でそのまま待機します。くり返し訪問しているお宅で、お互いに信頼関係ができているケースは別ですが、「インターフォンを鳴らしたから」と、扉を勝手に開けて入るのはマナー違反です。

患者さんやご家族の方が出てきたら、もう一度「○○薬局の佐藤です。よろしくお願いします」とあらためて挨拶します。靴は、ドアを入ってそのまま前を向いて脱ぎ、玄関に上がってから膝をついて、ドアのほうに向けてそろえます。

患者さんの部屋に入るときは、ノックを忘れずに。「こんにちは、佐藤です。お加減いかがですか？」などと、**誰が来たのかわかるように患者さんに声をかけます。** たとえ患者さんが寝たきりであっても、声が聞こえている場合もありますから、きちんと挨拶をして名乗りましょう。

在宅業務が薬局と異なるのは、**看護師やケアマネージャーといった多職種の人たちと顔を合わせる可能性がある**ということ。チーム医療の仲間として、医療者間でもきちんと挨拶しましょう。

安心して迎えてもらえるよう、
身だしなみなど訪問マナーもチェックしよう！

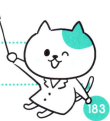

Column 7
疑義照会ねばり勝ち？

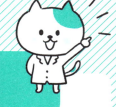

　私が大病院の門前薬局に派遣薬剤師として勤めていた頃に経験した、疑義照会にまつわる忘れられないエピソードがあります。

　私は投薬を担当していたのですが、薬歴に併用薬の記載がなく、その頃ちょうど併用禁忌の情報が流れていた精神科薬が処方されていました。併用薬をあらためて聞いても「何もない」と言うのですが、患者さんの甘酸っぱい体臭が気になり、もしかして？　と探りを入れてみると、予想的中、糖尿病の併用禁忌薬を服用していることが判明。患者さんに疑義照会の必要があることを伝えましたが、「これから会議なんだ。今までも飲んできて問題ないんだから、そのまま薬を渡してくれ」の一点張りです。「何かあったら取り返しがつかない。とにかく疑義照会させてほしい」とねばり、なんとか同意を得ました。

　問題はここから。処方医がまったくつかまりません。はじめのうちは派遣先の薬剤師が電話してくれていたのですが、私が引き継いで投薬の合間に問い合わせを続けました。途中、何度も患者さんが「もういいから、薬だけくれ」と怒り声を出されましたが、「どうしても」と私も譲らず、かれこれ1時間以上かかって、ドクターが電話に出たときは本当にホッとしました。

　医師はすぐに処方削除を指示、「気づいてくれて、本当に助かりました」と丁寧にお礼を言ってくれました。すぐに計算し直し、投薬。患者さんは待ちくたびれてブスッとしていましたが、医師からの説明を伝えると、それまで怒っていたのが嘘のように「お世話になりました。ありがとう」と帰って行かれました。

　会社に連絡する、後でお届けするなどのご提案もしましたが、また来るのは嫌だなどと言われ、結局、待合室で延々お待たせしてしまいました。患者さんと医師双方の役に立てて何よりでした。

おわりに

　私は長年、薬剤師として医療の現場で働いてきましたが、ずっと変わらない思いがあります。若い薬剤師たちに、もっとのびのびと、存分に個々の能力を発揮してほしい。失敗を恐れず、積極的に患者さんや他職種の人にアプローチしてほしい。そんな思いを持ち続けています。

　薬局に勤務していた頃に出会った後輩たちや、現在、研修先で出会う新人など若い薬剤師たちは、すぐれた資質を持っているにもかかわらず、なかなか前に踏み出せないという人が少なくありません。患者さんのお役に立ちたいという気持ちはあるのに、あと一歩踏み込むことを躊躇して、せっかく身につけた能力やスキルを存分に発揮できない状態でいるのは、もったいないと言う以外にありません。

　「こんなことを聞いたら、怒られるかも」と、患者さんに適切なアドバイスをするタイミングを逃してしまう人。わからないことがあるのに、「こんなこともわからないのかと思われるのが恥ずかしい」といって、質問するのをためらう人。

　たしかに、怒られたらショックを受けるでしょうし、間違えたら恥ずかしいかもしれません。けれど、その一歩を踏み出さなければ、その先もずっと同じ思いを抱き続けることになります。

　患者さんは個別のアドバイスを待っていて、薬剤師はアドバイスする能力を持ち合わせているのに、いつまでたっても平行線のまま。これほどもったいないことはありません。

　ほんの少し勇気を出して、たとえ怒られても、めげずに笑顔でまたトライして、半歩ずつでも踏み込んで患者さんに寄り添う姿勢を持つ薬剤師が増えたら、患者さんはどれほど心強く思うことでしょう。堂々と自信を持って、思う存分、自らの資質を活かしてほしい。若い薬剤師の皆さんに、そんな願いと期待を持ち続けています。

　ウェブサイト「マイナビ薬剤師『薬＋読』」での「接遇・マナー」連載

のお話をいただいたのは、2014年の春でした。私に務まるのかなと思いながらも、若い薬剤師さんたちの参考になればという気持ちもあり、お受けすることにしました。おかげさまでご好評いただき、連載はこの春で4年目に入りました。
　そして、連載の書籍化が決まり、連載コラムの中から人気上位の記事を選び、よりいっそう読者の皆さんのお役に立てるようにと加筆編集したのが本書です。

　新人や若い薬剤師の皆さん、他業種から調剤業務に転職された皆さんなど、医療現場に携わる薬剤師の皆さんが、「誰かに聞きたいけど、今さら聞きにくい」ときに、本書を手に取って何かのヒントを得てもらえれば、とてもうれしく思います。
　医療の現場で、薬剤師がもっともっと活動の場を広げて、患者さんに喜ばれ、信頼される薬剤師が一人でも増えるよう、心から期待しています。

　最後に、この本を書くに当たって、感謝の気持ちを伝えたい方をたくさん思い出しました。
　起業以来、お世話になっている小林敦さん、講師の先輩でもある自覚真由美さん、「この道しかないでしょう」と今の仕事を続けるきっかけをくださった久野久夫さん、最初の一歩からずっと支えてくださり、ありがとうございます。
　「マイナビ薬剤師」の連載「薬剤師の接遇・マナー」をこれまで担当してくださった坪井彩子さん、井口由佳さん、糸数志帆さん、本当にありがとうございました。とくに坪井さんのおかげで今の私があることは間違いなく、心から感謝しています。
　出版のお話をくださった同文舘出版さん、素晴らしい機会をいただき、ありがとうございました。編集担当の戸井田歩さんは、初めてでわからないことだらけの私に手取り足取りやさしく丁寧に導いてくださり、安心して執筆できました。
　マイナビ薬剤師をはじめ、私のコラムやブログの読者の皆さん、私を支

えてくれるすべての皆さん、黙って見守ってくれた家族にも、感謝しています。
　最後に、本書を手に取りお読みくださったあなたへ。あなたの「わからない」「知りたい」のおかげでこの本ができました。この中にあるどれかひとつでも、あなたの「もう一歩」のきっかけになればうれしいです。本当にありがとうございました。

　2017年7月　　　　　　　　　　　　　　　　　　　　　　　　村尾孝子

著者略歴

村尾 孝子（むらお たかこ）

株式会社スマイル・ガーデン代表取締役、医療接遇コミュニケーションコンサルタント、薬剤師
明治薬科大学薬学部薬剤学科卒業、埼玉大学大学院経済学部経営管理者養成コース修了。病院・薬局・教育研修会社勤務を経て現職。明治薬科大学卒業後、総合病院薬剤部、漢方調剤薬局、調剤薬局と20年超の調剤・患者応対経験を積む。薬局ではさまざまな勤務業態（正社員、派遣等）と、一人薬局から都立病院門前薬局までの幅広い調剤を経験。患者からの相談や指名も多く、その実績を活かして新入社員・後進の人材育成教育に注力。2006年医療系教育研究会社に転職。医療系専門学校や薬局・医療業界にて、人材教育・研修インストラクターとしての経験を積む。
2009年1月、株式会社スマイル・ガーデン代表取締役就任。個人・企業・団体問わず、体験・参加型の研修・セミナーや健康講演、医療接遇コミュニケーションコンサルティングを全国で展開中。研修・講演・セミナーの参加者は全国で延べ2万人を超え、研修・講演先は全国の医療介護福祉機関から大小企業、行政機関、各種団体までと幅広い。
2014年より、薬剤師専門の転職サイト「マイナビ薬剤師」で「薬剤師の接遇・マナー」を連載中。全マイナビサイトの中でも人気の高い企画となっている。その他、エムスリー医療従事者サイト「m3.com」で薬剤師コラム「疑義照会のコツ」「服薬指導のツボ」を担当するなど、寄稿も多数。

株式会社スマイル・ガーデン　http://smile-garden.jp/

患者さん対応のプロをめざす！
「選ばれる薬剤師」の接遇・マナー

平成29年7月25日　初版発行

著　者 —— 村尾　孝子
発行者 —— 中島　治久

発行所 —— 同文舘出版株式会社
　　　　　　東京都千代田区神田神保町1-41　〒101-0051
　　　　　　電話　営業03（3294）1801　編集03（3294）1802
　　　　　　振替00100-8-42935　http://www.dobunkan.co.jp

©T.Murao　ISBN978-4-495-53771-5
印刷／製本：三美印刷　Printed in Japan 2017

JCOPY　〈出版者著作権管理機構 委託出版物〉

本書の無断複製は著作権法上での例外を除き禁じられています。複製される場合は、そのつど事前に、出版者著作権管理機構（電話 03-3513-6969、FAX 03-3513-6979、e-mail: info@jcopy.or.jp）の許諾を得てください。

仕事・生き方・情報を サポートするシリーズ

あなたのやる気に1冊の自己投資！

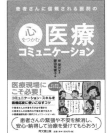

患者さんに信頼される医院の心をつかむ
医療コミュニケーション
安心・納得して治療を受けてもらうためのノウハウ

岸 英光監修 藤田 菜穂子著／本体 1,800円

患者さんが言うことを聞いてくれない、ミスが頻発する……。医療現場の問題、実はコミュニケーションが原因だった!?　患者さんにも、医療者にもプラスの効果をもたらすスキルとセンスの磨き方

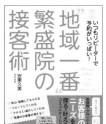

いつもリピーターで予約がいっぱい！
"地域一番"繁盛院の接客術
お客様のニーズを的確に探って叶える方法

安東 久美著／本体 1,500円

「お客様のため」を伝えれば、「押しつけ」と感じられることなく、安心・納得して通い続けてくれる！　施術者・セラピストが地域のお客様との信頼関係を築くために必要なコミュニケーション術

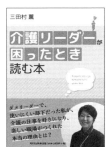

介護リーダーが困ったとき読む本
介護の仕事を好きになり、楽しい職場をつくる！

三田村 薫著／本体 1,400円

介護リーダーが現場や会社で遭遇する困り事は、実にさまざま。介護リーダーが知っておくべき指示・指導、スタッフ教育、情報共有、問題解決力、リーダーシップなどのノウハウを具体例と共に解説

同文舘出版

本体価格に消費税は含まれておりません。